DE

L'ASTIGMATISME

PAR

A. IMBERT

Licencié ès sciences mathématiques,
Docteur ès sciences physiques, Docteur en médecine,
Pharmacien de 1re classe,
Professeur agrégé de physique à la Faculté de médecine de Lyon.

AVEC FIGURES INTERCALÉES DANS LE TEXTE

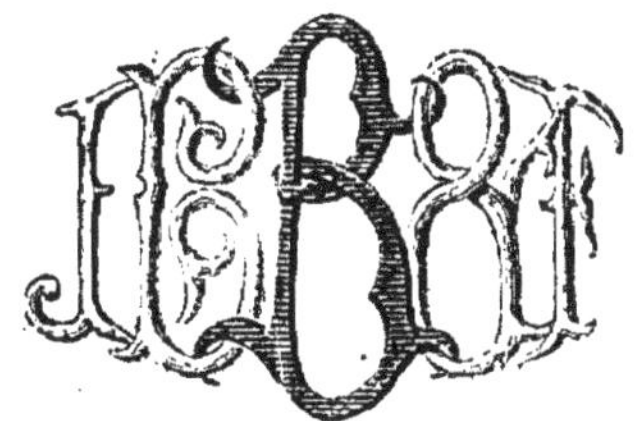

PARIS
LIBRAIRIE J.-B. BAILLIÈRE ET FILS
19, rue Hautefeuille, près du boulevard Saint-Germain

1883

DE L'ASTIGMATISME

PARIS. — IMPRIMERIE E. CAPIOMONT ET V. RENAULT
6, rue des Poitevins, 6

DE

L'ASTIGMATISME

PAR

A. IMBERT
Licencié ès sciences mathématiques,
Docteur ès sciences physiques, Docteur en médecine,
Pharmacien de 1re classe,
Professeur agrégé de physique à la Faculté de médecine de Lyon.

AVEC FIGURES INTERCALÉES DANS LE TEXTE

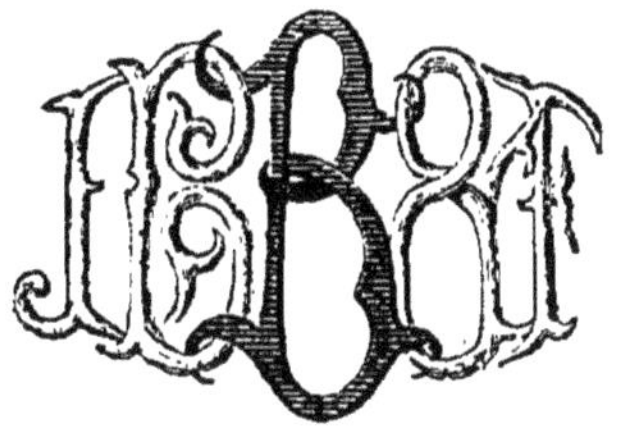

PARIS
LIBRAIRIE J.-B. BAILLIÈRE ET FILS
19, rue Hautefeuille, près du boulevard Saint-Germain
—
1883

AVANT-PROPOS

On désigne sous le nom d'*Astigmatisme*, suivant l'expression créée par le docteur Whewel en 1817, cette anomalie de réfraction de l'œil dans laquelle l'homocentricité d'un faisceau lumineux incident est détruite après la réfraction à travers le système dioptrique oculaire.

Ce phénomène n'est pas spécial à l'œil et des résultats identiques peuvent être obtenus par des expériences de laboratoire. Dans chaque cas, d'ailleurs, les mêmes effets sont produits par des causes identiques.

Nous devrons donc, tout d'abord, étudier les conditions gé[illegible] dans lesquelles se manifeste la réfractio[illegible]que et établir sa théorie. C'est ce que nous [illegible] dans la première partie de notre Thèse.

Passant ensuite à l'étude de l'astigmatisme oculaire, nous indiquerons successivement : 1° comment on est arrivé à constater l'existence de cette anomalie de réfraction, 2° par quels procédés on en mesure les éléments théoriques, 3° par quelles méthodes on peut arriver à sa détermination clinique, 4° enfin comment on la corrige dans la pratique.

Malgré le temps limité dont nous disposions (19 jours), nous avons pu, sur quelques points, donner des démonstrations nouvelles; nous ne nous dissimulons pas toutefois que notre travail eût pu être plus complet.

Nous ne saurions terminer cet avant-propos sans témoigner à M. le docteur E. Javal, le savant Directeur du Laboratoire d'Ophthalmologie à la Sorbonne, notre plus vive reconnaissance pour l'extrême bienveillance avec laquelle il a bien voulu nous accueillir, nous communiquer les renseignements qui nous étaient utiles et mettre à notre disposition les figures dont nous pouvions avoir besoin.

Nous prions aussi M. le docteur Landolt d'accepter nos sincères remerciements pour l'excellent accueil qu'il nous a réservé.

Nous remercions nos excellents amis M. le docteur Stœber, chef de clinique ophthalmologique à la Faculté de Médecine de Nancy, qui a mis à notre disposition sa connaissance approfondie de la langue allemande, et nous a considérablement aidé dans nos recherches bibliographiques, et M. Jays, préparateur de physique à la Faculté de Médecine de Lyon, qui a puisé pour nous dans les publications anglaises, des renseignements que nous avons utilisés.

Nous adresserons encore nos remerciements à MM. J.-B. Baillière qui, en nous prêtant un certain nombre de figures, nous ont permis de rendre plus claires plusieurs de nos démonstrations.

DE L'ASTIGMATISME

I

Étude théorique de l'Astigmatisme.

A. — Considérations générales.

1. — L'étude élémentaire de la réflexion et de la réfraction montre que l'homocentricité d'un faisceau incident est conservée lorsque les deux conditions suivantes sont remplies :

1° L'incidence des divers rayons du faisceau est assez petite pour qu'on puisse substituer à la loi de Descartes $\sin i = n \sin r$, la loi plus simple de Képler $i = nr$;

2° La courbure de la surface réfléchissante ou réfringente est la même dans tous les méridiens que l'on peut mener par le rayon central du faisceau [1].

1. Nous ferons remarquer, en commençant, que l'étude qui va suivre est fondée sur les principes, supposés rigoureusement exacts, de l'optique géométrique ; nous laissons de côté les phénomènes d'interférence auxquels donne lieu le faisceau réfracté, phénomènes par suite desquels le foyer conjugué d'un point, fourni par une surface réfléchissante ou réfringente, même lorsqu'elle est aplanétique, ne se réduit jamais à un point, mais est constitué par une série d'anneaux concentriques alternativement brillants et obscurs.

Lorsque l'une ou l'autre de ces conditions n'est pas satisfaite, les rayons réfléchis ou réfractés ne sont plus homocentriques; on dira que la réflexion ou la réfraction est astigmatique, ou qu'il y a aberration monochromatique.

Il résulte immédiatement de là que l'astigmatisme peut tenir à deux causes; une incidence de valeur finie ou une asymétrie de courbure de la surface réfléchissante ou réfringente, l'incidence restant alors très petite. Pour indiquer chaque fois la cause directe du phénomène, en même temps que pour simplifier le langage, nous dirons que dans le premier cas il y a *astigmatisme d'incidence*, dans le second *astigmatisme de courbure*.

Remarquons toutefois que, dans l'astigmatisme d'incidence, la courbure ne conserve jamais la même valeur dans les divers azimuts que l'on peut mener par le rayon central du faisceau; si la courbure, en effet, restait la même, la surface serait de révolution autour du rayon central, ce dernier serait donc normal à la surface, l'incidence serait, par suite, très petite et l'homocentricité des rayons serait conservée.

Ajoutons que la réflexion pourra toujours être ramenée au cas de la réfraction en donnant à l'indice la valeur — 1, et qu'il nous suffira, par conséquent, d'établir les lois relatives au cas des surfaces réfringentes.

2. — L'étude que nous devons faire de la réfraction, en vue de l'application des résultats obtenus à

l'astigmatisme oculaire, ne comporte pas une généralité absolue. Pour l'œil, en effet, nous n'aurons jamais à considérer que des faisceaux très déliés ; la théorie générale des caustiques n'entre donc pas dans le sujet que nous avons à traiter et nous devons nous borner à lui emprunter les résultats qui nous permettront de rechercher la manière dont se transforme, dans le cas le plus général, un faisceau incident très délié de rayons partis originairement d'un même point.

3. — Malus[1], qui a le premier étudié la réflexion et la réfraction d'un faisceau homocentrique de dimension finie sur une surface quelconque, a démontré, par l'analyse, que ces rayons, après s'être réfléchis ou réfractés, étaient tous normaux à une même surface. Dupin[2] montra bientôt après que ce résultat subsistait encore après un nombre quelconque de réflexions ou de réfractions, et substitua à l'analyse mathématique, mais pour le cas de la réflexion seulement, une démonstration géométrique que Timmermans[3], puis Gergonne[4] étendirent au cas de la réfraction. On peut donner du théorème de Malus, ainsi généralisé, l'énoncé suivant, que nous empruntons à Verdet :

« Les rayons lumineux issus d'un même point, après avoir subi un nombre quelconque de réflexions sur

1. Malus. *Journ. de l'Ec. poly.*, cah. XIV, I.
2. Ch. Dupin. *Appl. de Géom. et de Méc.*, 4e mémoire, p. 187.
3. Timmermans. *Corresp. math. et phys.*, I, 330.
4. Gergonne. *Ann. de math.*, XVI, 307.

des surfaces quelconques et un nombre quelconque de réfractions par leur passage à travers des milieux limités jouissant de pouvoirs réfringents différents, sont toujours normaux à une même surface.

« Dans le cas particulier où cette surface, dont les rayons réfractés sont les normales, est sphérique, le faisceau réfracté est encore homocentrique et les surfaces réfléchissantes ou réfringentes forment ce ce qu'on appelle un système *aplanétique*. »

On déduit facilement de la démonstration géométrique du théorème de Malus généralisé, le corollaire suivant :

« L'effet d'un nombre quelconque de réflexions ou de réfractions peut être remplacé par l'effet d'une réfraction unique s'effectuant suivant un indice arbitrairement choisi. »

4. — C'est à la suite des travaux dont nous venons de parler que Sturm publia, en 1845, son *Mémoire sur la théorie de la vision*[1]. La science possédait déjà, à cette époque, quelques observations d'astigmatisme oculaire, et Cassas (1818) et Airy (1827) avaient même corrigé cette anomalie de réfraction, que présentaient leurs propres yeux, au moyen de verres appropriés ; les mesures ophthalmométriques effectuées quelque temps auparavant par Chossat et par Krause, sur des yeux d'hommes et d'animaux, avaient bien, il est vrai, conduit ces auteurs à conclure que les surfaces réfringentes de l'œil sont de révolution ;

1. Sturm. *Cpt. R. Ac. sc.*, XX, 1845.

mais les procédés de mensuration, appliqués d'ailleurs à des yeux morts et énucléés, étaient trop imparfaits pour qu'on pût accorder une confiance complète aux résultats obtenus, aussi Sturm eut-il raison de s'en tenir aux observations d'Young et d'Airy, et de penser, suivant en cela l'exemple d'Herschell, « qu'un léger défaut de sphéricité et de symétrie de la cornée et du cristallin est l'état ordinaire et normal, et que cette irrégularité ne devient une imperfection de l'œil qu'en dépassant de justes limites. »

Dans cette hypothèse, que toutes les mesures effectuées depuis n'ont fait que confirmer, l'homocentricité des rayons incidents n'existait plus après leur réfraction à travers les dioptres[1] oculaires, et Sturm se proposa de déterminer la forme du faisceau réfracté correspondant à un faisceau incident très délié. Son but, on le sait, était de donner une explication de l'adaptation de l'œil pour la vision à toutes les distances comprises entre les *punctum proximum* et *remotum*. Il serait superflu aujourd'hui, de discuter à ce point de vue le travail de l'illustre géomètre ; mais le Mémoire de Sturm, débarrassé de ses conclusions physiologiques, constitue une théorie de l'astigmatisme, au sens le plus général du mot, et, à ce titre, nous devons le résumer dans ses parties principales.

1. Suivant l'expression adoptée par M. le Professeur Monoyer, nous désignerons sous le nom de *Dioptre* l'ensemble de deux milieux inégalement réfringents séparés par une surface d'ailleurs quelconque.

B. — Théorie générale de Sturm.

5. — Il résulte du théorème de Malus, dont nous avons donné l'énoncé général, que tout faisceau réfléchi ou réfracté un nombre quelconque de fois a ses rayons normaux à une certaine surface. Les propriétés de ce faisceau ne sont donc autres que celles d'un système de normales et la détermination de sa forme se trouve, par suite, ramenée à une question de mathématiques pures; aussi, le *Mémoire sur la vision* contient-il, en même temps que la théorie de l'astigmatisme, des théorèmes généraux sur les systèmes de droites normales à une surface, théorèmes que nous n'aurons pas à indiquer.

6. — Sturm commence par établir l'équation générale de la surface du faisceau réfracté, correspondant à un faisceau incident limité par un diaphragme circulaire de rayon très petit δ, placé tangentiellement à un élément σ de la surface à laquelle les rayons réfractés sont normaux. Les résultats obtenus ainsi présentent donc la plus grande généralité et s'appliquent aussi bien au cas d'une réflexion ou d'une réfraction unique, qu'à celui où les rayons incidents, déjà réfléchis ou réfractés n fois, subissent une nouvelle réflexion ou réfraction.

Si l'on prend pour axe des z la normale à l'élément σ menée par le centre O du diaphragme, et pour axe des x et des y les tangentes menées par le point O aux lignes de courbures principales qui passent par ce point, on trouve pour équation de la surface réglée formée par les normales que l'on peut mener à l'élément σ par la circonférence du diaphragme :

$$(1) \qquad \frac{x^2}{\delta^2\left(1-\frac{z}{F}\right)^2}+\frac{y^2}{\delta^2\left(1-\frac{z}{f}\right)^2}=1$$

dans laquelle F et f représentent les deux rayons de courbure maximum et minimum.

Une première conséquence, résultant des calculs de Sturm, c'est que les seuls rayons qui rencontrent l'axe des z sont ceux contenus dans les plans des méridiens principaux de la surface σ. Pour avoir une idée plus nette de la forme du faisceau réfracté, il suffit de couper la surface (1) par une série de plans parallèles au plan des xy, c'est-à-dire de donner successivement à z une série de valeurs depuis 0 jusqu'à l'infini. On voit immédiatement que la section obtenue sera, en général, une ellipse dont les $\frac{1}{2}$axes ont pour valeur :

$$(2) \qquad \left\{ \quad \delta\left(1-\frac{z}{F}\right) \quad \text{et} \quad \delta\left(1-\frac{z}{f}\right)\right.$$

et sont situés dans les plans des courbures principales. La section se réduit à un cercle si l'on a :

$$1-\frac{z}{F}=\frac{z}{f}-1$$

d'où : (3)
$$\frac{1}{f}+\frac{1}{F}=\frac{2}{z}$$

Nous verrons bientôt que les constantes f et F représentent les distances des deux droites focales à l'origine O des coordonnées; nous pouvons, dès lors, traduire l'équation (3) en langage ordinaire de la manière suivante : la position de la section circulaire du faisceau réfracté est telle que, si l'on substitue à la surface σ un miroir sphérique concave normal à l'axe des z et dont le centre soit dans le plan de la section circulaire, les points où les droites focales rencontrent cet axe des z sont des foyers conjugués par rapport à ce miroir.

Le rayon de la section circulaire s'obtient d'ailleurs facilement en portant la valeur de z, tirée de l'équation (3), dans l'une ou l'autre des expressions (2); on trouve ainsi :

$$r = \delta \frac{F - f}{F + f}$$

Il est facile d'avoir l'éclairement moyen d'une section quelconque; il suffit pour cela de remarquer qu'il est inversement proportionnel à la surface de l'ellipse de section et par suite à l'expression :

$$\pi \delta^2 \left(1 - \frac{z}{F}\right) \left(1 - \frac{z}{f}\right)$$

Si l'on fait successivement $z = F$ et $z = f$, on obtient pour sections des droites dont les équations sont respectivement :

$$y = \delta \left(1 - \frac{F}{f}\right)$$

$$x = \delta \left(1 - \frac{f}{F}\right)$$

Ces droites sont perpendiculaires à l'axe des z, parallèles aux plans des courbures principales et, par suite, perpendiculaires entre elles; en outre, elles rencontrent l'axe du z à des distances de l'origine égales à F pour l'une, à f pour l'autre. On leur donne, depuis Sturm, le nom de *droites focales*. Il est à peine besoin de faire remarquer que la droite focale la plus rapprochée de la surface est dans le plan de courbure minimum, la plus éloignée dans le plan de courbure maximum. Si l'un des rayons de courbure principale de la surface σ est nul, l'une de ces droites est rejetée à l'infini; c'est le cas des lentilles cylindriques, et il n'y a plus alors, à proprement parler, qu'une seule droite focale.

Il résulte évidemment de ce qui précède, que tous les rayons réfractés, qu'ils soient ou non situés à la surface du faisceau, sont assujettis à rencontrer les deux droites dites focales.

La figure 1 représente les principaux résultats que nous venons d'indiquer. La partie ombrée AHVH'V représente l'élément de surface σ, dont les plans des courbures principales sont VAV' et HAH'; les lignes V'v et Vv', Hh et H'h' sont les rayons réfractés situés dans ces plans; hh' et vv' sont les droites focales. A la partie inférieure de la figure, on a représenté les sections du faisceau réfracté menées par les points F, K, M, N, F' et supposées rabattues dans le plan de la figure.

L'existence des droites focales peut être établie par des considérations géométriques, mais ce mode de

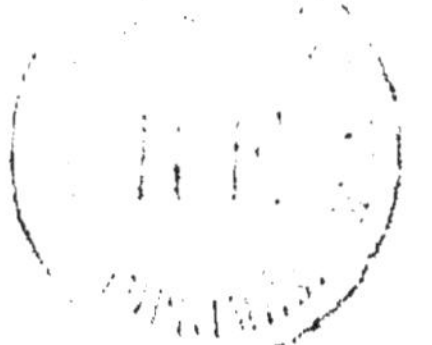

démonstration ne peut renseigner sur la forme du faisceau réfracté.

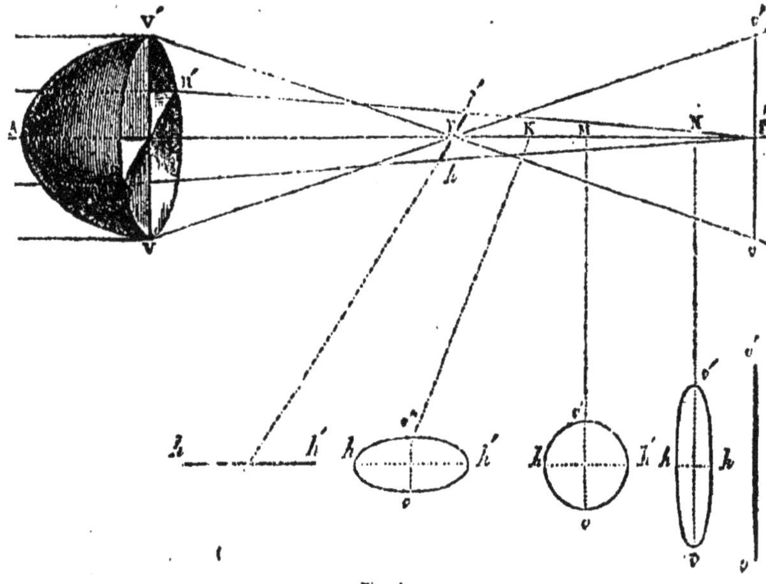

Fig. 1.

7. — Il n'est peut-être pas inutile de rappeler comment on peut vérifier par l'expérience les conclusions précédentes du Mémoire de Sturm. Dans les cours on emploie généralement, pour atteindre ce but, un appareil dans lequel des fils tendus représentent les divers rayons du faisceau réfracté et dont l'idée première est attribuée, à tort croyons-nous, à Knapp; on peut voir, en effet, au Conservatoire des arts et métiers de Paris des représentations nombreuses de surfaces réglées construites d'après ce principe, il y a fort longtemps; Knapp en a fait l'ap-

plication au faisceau astigmate. Mais ce n'est là qu'un schéma matériel. Si l'on veut opérer sur le faisceau réfracté lui-même, il est nécessaire d'arrêter, par un écran dont on fait varier la position, les rayons qui ont traversé une surface sphéro-cylindrique ou bicylindrique par exemple. Le phacomètre de Snellen peut être employé dans ce but; les deux lentilles fixes de l'appareil et une lentille cylindrique que l'on fixe sur le support médian, constituent alors un système réfringent astigmatique, par suite d'une asymétrie de courbure suivant l'axe; les images reçues sur l'écran en verre dépoli, dont on fait changer la position, montrent alors l'existence de deux droites focales à directions perpendiculaires entre elles, ainsi que la forme généralement elliptique de la section du faisceau réfracté; mais l'expérience n'est pas absolument concluante par suite du déplacement que subit le point de concours des rayons incidents, lorsqu'on fait changer la position de l'écran en verre dépoli.

M. Landolt a bien voulu nous communiquer la manière dont il dispose l'expérience pour la rendre plus instructive et pour permettre de suivre, comme sur l'appareil de Knapp, la marche même des divers rayons du faisceau réfracté. A une distance convenable d'une source lumineuse assez intense, on place une double lentille formée de deux verres cylindriques, dont les axes sont rectangulaires et les pouvoirs dioptriques différents; puis on recouvre ce système réfringent d'un diaphragme percé de deux fentes en croix d'égales longueurs et disposées dans les plans des courbures principales de la double lentille, plans que nous supposerons être, pour fixer les idées, l'un horizontal, l'autre vertical. On obtient alors, sur un écran perpendiculaire à l'axe du faisceau réfracté, une croix lumineuse, un peu confuse, et dont les bras, généralement inégaux, ont des longueurs variables selon la distance de l'écran au système réfringent. Il existe deux positions pour lesquelles la croix se réduit à une seule branche très nette, horizontale ou verticale, ce qui montre l'existence des deux droites focales de Sturm. Dans une troisième position, intermédiaire aux précédentes, les branches lumineuses sont d'égale longueur, ce qui détermine la section circulaire du faisceau; pour toute autre distance de l'écran à la lentille, la croix a ses branches inégales; par suite, les sections correspondantes d'un faisceau réfracté complet seraient elliptiques. Supposons maintenant que l'on recouvre d'un verre coloré en rouge une moitié de chacune des fentes du diaphragme, par exemple la moitié droite de la fente horizontale et la moitié supérieure de la fente verticale, et que l'on fasse déplacer l'écran d'une manière continue derrière la double lentille. En avant de la première droite focale, que nous supposerons horizontale, les couleurs seront disposées sur l'image comme sur le diaphragme ; entre les deux droites focales, la moitié droite de la branche horizontale sera rouge encore, mais pour la branche verticale, ce sera la moitié inférieure qui présentera cette coloration; enfin, au delà de la deuxième droite focale, les parties colorées de l'image seront formées par la moitié inférieure de la branche verticale et la moitié gauche de la branche horizontale.

Jusqu'à présent, l'expérience ne nous renseigne que sur la marche des rayons situés dans les plans des courbures principales; mais on peut pousser plus loin l'analyse du phénomène et suivre les rayons qui sont réfractés dans un azimut quelconque. Il suffit pour cela de réduire le diaphragme à une fente unique et d'orienter cette fente de manière à isoler les rayons situés dans un plan différent des méridiens principaux. Si on déplace alors l'écran, derrière la lentille, l'image obtenue est d'abord une ligne lumineuse sensiblement parallèle à la fente du diaphragme; à mesure que l'écran s'éloigne de la surface réfringente, on voit l'image rectiligne s'incliner vers l'horizontale, atteindre cette direction, puis continuer à tourner dans le même sens, devenir verticale, poursuivre encore son mouvement sans changer le signe de sa rotation et tendre ainsi à reprendre sa direction première.

8. — La forme du faisceau réfracté une fois établie, et l'existence des droites focales démontrée théoriquement et par l'expérience, il est nécessaire encore de pouvoir déterminer, dans un cas quelconque, la position et l'orientation de ces droites. Sturm et Bertrand ont chacun donné une solution de cette question; les résultats de Sturm comportant une généralité plus grande, nous les indiquerons de préférence.

Considérons donc un faisceau très délié de rayons ayant subi un nombre quelconque de réfractions, et soient :

s la surface à laquelle ils sont alors normaux,

S la surface réfringente qu'ils vont traverser,

s' la surface à laquelle ils sont normaux après réfraction,

F et f, R et r, F' et f' les rayons des courbures principales des surfaces s, S, s'.

Prenons pour axe des z la normale à la surface S menée par le point d'incidence O du rayon central du faisceau, pour axes des x et des y deux droites rectangulaires menées par le point O, et représentons par :

ω l'angle du plan du zx avec le plan de la section principale de moindre courbure de la surface S;

φ l'angle du plan passant par Ox et par le rayon incident central du faisceau avec le plan de la section principale de la surface s dont la courbure est $\frac{1}{F}$;

φ' l'angle du plan passant par Ox et par le rayon central réfracté avec le plan de la section de s' dont la courbure est $\frac{1}{F'}$;

i et r les angles d'incidence et de réfraction du rayon central;

m_1 et m_2 les indices absolus des milieux réfringents séparés par la surface S. En suivant la méthode de Sturm, on arrive aux équations suivantes :

$$(4)\left\{\begin{aligned} &\frac{1}{m_1}\left[\left(\frac{\cos^2\omega}{R}+\frac{\sin^2\omega}{r}\right)\cos i-\left(\frac{\cos^2\varphi}{F}+\frac{\sin^2\varphi}{f}\right)\cos^2 i\right]\\ &=\frac{1}{m_2}\left[\left(\frac{\cos^2\omega}{R}+\frac{\sin^2\omega}{r}\right)\cos r-\left(\frac{\cos^2\varphi'}{F'}+\frac{\sin^2\varphi'}{f'}\right)\cos^2 r\right]. \end{aligned}\right.$$

$$(5)\left\{\begin{aligned}&\frac{1}{m_1}\left[\left(\frac{\sin^2\omega}{R}+\frac{\cos^2\omega}{r}\right)\cos i-\left(\frac{\sin^2\varphi}{F}+\frac{\cos^2\varphi}{f}\right)\right]\\&=\frac{1}{m_2}\left[\left(\frac{\sin^2\omega}{R}+\frac{\cos^2\omega}{r}\right)\cos r-\left(\frac{\sin^2\varphi'}{F'}+\frac{\cos^2\varphi'}{f'}\right)\right]\end{aligned}\right.$$

$$(6)\left\{\begin{aligned}&\frac{\cos i}{m_1}\left[\left(\frac{1}{r}-\frac{1}{R}\right)\sin 2\omega-\left(\frac{1}{f}-\frac{1}{F}\right)\sin 2\varphi\right]\\&=\frac{\cos r}{m_2}\left[\left(\frac{1}{r}-\frac{1}{R}\right)\sin 2\omega-\left(\frac{1}{f'}-\frac{1}{F'}\right)\sin 2\varphi'\right]\end{aligned}\right.$$

qui permettent de calculer F', f' et φ' c'est-à-dire la position et l'orientation des droites focales lorsqu'on connaît les éléments correspondants F, f, φ, R, r, ω de la surface s normale aux rayons incidents et de la surface réfringente S.

Le calcul qui conduit aux formules précédentes n'est pas beaucoup simplifié, lorsque le rayon central est normal aux diverses surfaces réfléchissantes ou réfringentes et qu'il ne subit, par conséquent, aucune déviation. Mais si l'on suppose, en même temps, que les plans des courbures principales de ces surfaces se confondent, l'orientation des droites focales est, par cela même, connue, et leurs positions sont facilement déterminées au moyen des formules ordinaires des dioptres sphériques, appliquées successivement à chaque plan de courbure principale des surfaces successives.

9. — Le système dioptrique oculaire ne comporte pas en général une pareille simplification, et si l'on voulait calculer rigoureusement la marche qu'il imprime aux rayons lumineux, il faudrait, après avoir mesuré les indices de réfraction des divers milieux, les distances des dioptres successifs qui les séparent,

les rayons de courbure et les plans des sections principales de ces dioptres, employer les formules générales (4), (5) et (6) établies par Sturm. Or, ces diverses quantités ne sont pas toutes également accessibles aux déterminations expérimentales; nous décrirons plus loin les divers procédés imaginés pour obtenir leur mesure et nous indiquerons alors celles qui sont connues avec une approximation suffisante et celles dont la mensuration a été à peine tentée. Mais disons dès maintenant que s'il reste des *desiderata* à satisfaire au point de vue théorique, les procédés de détermination clinique comportent une exactitude telle qu'on peut corriger l'astigmatisme oculaire et rendre aux personnes affectées de cette anomalie de la réfraction, la vision assez nette pour leur permettre de se livrer à leurs occupations habituelles.

C. — Compléments à la théorie de Sturm.

10. — Avant de passer à l'étude de l'astigmatisme oculaire, nous indiquerons encore comment on peut simplifier les calculs de Sturm dans quelques cas particuliers et nous montrerons de quelle manière on peut concilier les résultats contenus dans le mémoire sur la *Théorie de la vision* et ceux, contradictoires au premier abord, que l'on a publiés dans ces derniers temps.

Nous ne nous arrêterons pas au cas de la réfraction à travers une ou deux surfaces planes sous des incidences finies, ces cas étant traités dans la plupart des ouvrages classiques. Rappelons seulement que dans la réfraction à travers un prisme, les droites focales se coupent lorsque les rayons rencontrent le prisme très près de l'arête de réfringence et que l'incidence à l'entrée correspond au minimum de déviation. L'homocentricité est alors conservée, puisque les rayons réfractés, qui ne sont pas d'ailleurs dans le même plan, doivent rencontrer deux droites qui se coupent, ce qui n'est possible que si ces rayons passent tous par le point d'intersection de ces droites. Le prisme donne, dans ces conditions, de véritables images, il en résulte que la position du minimum de déviation est importante à réaliser, dans les mesures expérimentales, non seulement parce que les quantités à déterminer éprouvent une variation plus faible pour un même déplacement du prisme, mais encore parce que c'est la seule position pour laquelle les images soient nettes et les mensurations susceptibles d'être effectuées avec exactitude.

11. — Le cas de l'astigmatisme d'incidence produit par les surfaces sphériques est moins connu que les précédents. Petit a donné une méthode pour construire par points la caustique fournie par les miroirs sphériques, et, par suite, pour déterminer la position des droites focales d'un faisceau très délié; mais nous croyons que, jusqu'à ces dernières années, rien n'a été publié de nouveau sur cette question.

En 1881, M. Leroy a fait paraître sur la théorie de l'astigmatisme, dans les *Archives d'Ophthalmologie*, un remarquable travail dans lequel nous aurons plusieurs fois à puiser, soit pour rendre plus précises certaines démonstrations, soit pour répondre aux objections que l'on a faites à la théorie de Sturm.

Considérant d'abord le cas le plus simple, M. Leroy commence par étudier la réflexion et la réfraction sur une surface sphérique et sous une incidence finie, et établit des formules qui lient les positions des droites focales à celle du point de concours des rayons incidents. Nous sommes arrivé nous-même à des formules identiques, mais par une méthode qui nous paraît plus simple et que pour cette raison nous allons faire connaître.

12. — Soient (fig. 2) : une surface de centre C et de rayon R, séparant deux milieux inégalement réfringents, un point lumineux P et un faisceau de rayons formant autour de PM un cône dont l'angle au sommet P est infiniment petit ; soit encore MP′ le rayon réfracté correspondant au rayon incident PM.

On voit immédiatement que les rayons du faisceau qui forment avec PC un angle constant égal à MPC, se rencontrent tous au point P′ ; les autres rayons du faisceau qui sont situés sur un cône dont l'angle au sommet diffère de MPC d'un infiniment petit, vont de même concourir en un point situé sur l'axe PC, d'un côté ou de l'autre de P′ ; nous avons donc en P′, suivant la direction P′C, l'une des droites focales du faisceau réfracté. Déterminons la position du point P′.

Remarquons, pour cela, que, d'après ce qui précède, deux points conjugués P et P′ et le centre C de la surface sont toujours en ligne droite. Si donc nous supposons le point P à l'infini et les rayons du faisceau incident parallèles à PM, nous obtiendrons le foyer correspondant en menant par le centre C une droite CF′ parallèle à PM, jusqu'à la rencontre de MP′; nous appellerons le point F′ un foyer principal. De même,

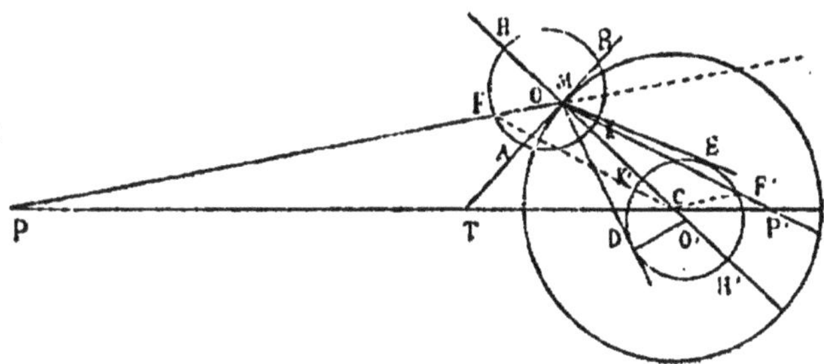

Fig. 2.

si nous voulons que le foyer conjugué soit à l'infini ou que les rayons se réfractent parallèlement à MP′, il suffira de placer le point lumineux à l'intersection F de la droite PM et de la parallèle menée par le point C à la direction MP′; le point F sera l'autre foyer principal relatif à la direction incidente PM.

Revenons maintenant aux foyers conjugués P et P′ et posons :

$$\mathrm{MF} = f,\quad \mathrm{MF'} = f',\quad \mathrm{PM} = p,\quad \mathrm{P'M} = p'.$$

Les triangles semblables PFC, PMP′ donnent

$$\frac{\mathrm{PF}}{\mathrm{PM}} = \frac{\mathrm{FC}}{\mathrm{MP'}}$$

ou, en remplaçant les quantités par leurs valeurs :

$$\frac{p-f}{p}=\frac{f'}{p'}$$

d'où on tire :

$$(1) \qquad \frac{f}{p}+\frac{f'}{p'}=1$$

Si l'on rapporte les positions des points P et P′ à celles des foyers principaux correspondants et que l'on pose PF′ $=q$, P′F′ $=q'$, en introduisant ces notations dans la formule (1) et simplifiant, il vient :

$$qq'=ff'$$

On voit que les formules relatives à la première droite focale sont complètement analogues à celles que l'on établit pour le cas où l'incidence est infiniment petite.

Il est intéressant de remarquer que ces résultats sont indépendants de la loi des sinus, et que les mêmes formules subsisteraient encore si la réfraction s'effectuait suivant une loi autre que la loi de Descartes ; il n'y aurait de changé que la direction du rayon réfracté et, par suite, la position des foyers principaux, dont les distances f et f' au point M dépendent, comme nous allons le montrer, de l'indice de réfraction et par conséquent de la loi des sinus.

Les valeurs des distances focales f et f' sont faciles à obtenir en fonction des angles i et r d'incidence et de réfraction et de l'indice relatif n. Le triangle MFC donne en effet :

$$\frac{FC}{FM} = \frac{\sin i}{\sin r} \quad \text{ou} \quad \frac{f'}{f} = n$$

et
$$f^2 = f'^2 + R^2 - 2f'R\cos r$$

d'où on tire :

$$(2) \qquad f = R\frac{n\cos r \pm \sqrt{1 - n^2\sin^2 r}}{n^2 - 1}$$

$$(3) \qquad f = nR\,\frac{n\cos r \pm \sqrt{1 - n^2\sin^2 r}}{n^2 - 1}$$

L'équation (3) représente aussi le lieu, en coordonnées polaires, des foyers principaux F′ lorsqu'on fait varier l'angle r et, par suite, l'incidence i du rayon central.

Pour avoir de même l'équation polaire du lieu géométrique du foyer F, il suffit de remarquer que le triangle MFC donne :

$$f'^2 = f^2 + R^2 + 2fR\cos i$$

d'où on tire, en remplaçant f' par nf:

$$(4) \qquad f = R\,\frac{\cos i \pm \sqrt{n^2 - \sin^2 i}}{n^2 - 1}$$

Il est facile de voir que les équations (3) et (4) représentent un cercle de rayon commun égal à $\frac{nR}{n-1}$, et dont les centres sont en O et O′ à des distances de M faciles à calculer.

Les signes — des formules (3) et (4) correspondent pour l'équation (4) à l'arc AKB du cercle O, pour l'équation (3) à l'arc DK'E du cercle O'; on en déduit facilement que ces signes doivent être rejetés.

Supposons maintenant un objet quelconque situé dans le plan de la figure et dont l'équation en coordonnées polaires

$$p = \varphi(r)$$

soit connue. L'équation (1), dans laquelle on remplacera f et f' par leur valeur en fonction de r, donnera la valeur de p' en fonction de cet angle, et sera, par suite, l'équation en coordonnées polaires du lieu des centres des premières droites focales des divers points de l'objet. Or, la formule (1) pouvant s'écrire

$$\frac{1}{p'} = \frac{1}{f'} - \frac{1}{np}$$

l'équation générale des centres de ces premières droites focales sera :

$$(5) \quad \frac{1}{p'} = \frac{n^2 - 1}{n R (n \cos r + \sqrt{1 - n^2 \sin^2 r})} - \frac{1}{n \varphi(r)}$$

13. — Passons maintenant à la détermination de la deuxième droite focale du point P ; il nous suffira, pour cela, de considérer deux rayons infiniment voisins PA, PB (fig. 3), situés dans le plan de la figure, et de chercher leur point d'intersection. En effet, ces rayons, après réfraction, se rencontrent en un point P'; en outre, les rayons réfractés dans des plans passant par P, et faisant avec le plan de la figure des angles infiniment petits, vont concourir en des points situés

de part et d'autre de P′ ; par raison de symétrie, la ligne qui joint ces divers points de concours est perpendiculaire au plan de la figure et on peut, en raison des petites dimensions du faisceau réfracté, la regarder comme une droite ; c'est la deuxième droite focale qui sera donc déterminée par la position du point P′.

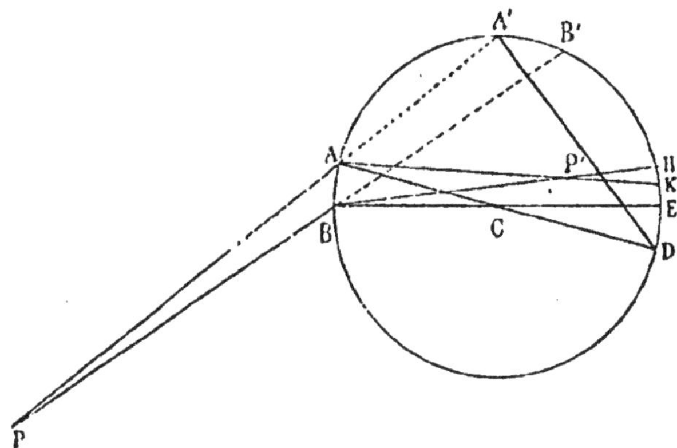

Fig. 3.

Nous suivrons, pour obtenir cette position, la méthode connue et très simple que Petit a donnée pour déterminer la deuxième droite focale, dans le cas de la réflexion.

De la relation

$$\sin i = n \sin r$$

on tire en différenciant :

$$(6) \qquad \frac{di}{dr} = n \frac{\cos r}{\cos i} = \frac{\operatorname{tg} i}{\operatorname{tg} r} = \mathrm{N}$$

Soient i et r, $i+di$ et $r+dr$ les angles d'incidence et de réfraction des deux rayons infiniment voisins PA, PB et des rayons réfractés correspondants AK, BH. Si l'on mène les diamètres AD, BE, la figure donne immédiatement :

$$di = \frac{A'D - B'E}{2} = \frac{A'B' + ED}{2}$$

$$dr = \frac{KD - HE}{2} = \frac{ED - HK}{2}$$

En vertu de l'équation (6), on aura :

$$\frac{A'B' + ED}{ED - HK} = N$$

D'où :

$$(7) \qquad A'B' + N \times HK = (N - 1)\, ED$$

Remarquons que les arcs qui entrent dans cette dernière formule sont tous assez petits pour qu'on puisse les remplacer par leurs cordes ; or les triangles semblables PAB, PA'B' donnent :

$$\frac{A'B'}{AB} = \frac{PA'}{PA}$$

De même les triangles semblables AP'B, HP'K donnent :

$$\frac{HK}{AB} = \frac{P'K}{P'A};$$

en remplaçant, dans la formule (7), A'B' et HK par leur valeur tirée des équations précédentes, et remarquant que $AB = ED$, on aura :

$$\frac{PA'}{PA} + N\frac{P'K}{P'A} = N - 1 \tag{8}$$

Posons $PA = p$, $P'A = p'$, $AA' = 2a$, $AK = 2b$, et introduisons ces notations dans la formule (8) ; il viendra, après les transformations connues,

$$\frac{1}{bp} + \frac{N}{ap'} = \frac{N-1}{ab} \tag{9}$$

Lorsque le point P se déplace sur la direction du rayon central PA, p et p' varient seuls et l'on pourra, en donnant successivement à ces distances des valeurs infinies, tirer de la formule précédente la valeur correspondante de celle de ces deux quantités sur laquelle on ne fait aucune hypothèse ; les deux expressions trouvées ainsi seront les distances focales principales, que nous représenterons par φ et φ' ; on obtient :

$$\left.\begin{array}{lll} \text{pour} & p' = \infty & \varphi = \dfrac{a}{N-1} \\ & p = \infty & \varphi' = \dfrac{bN}{N-1} \end{array}\right\} \tag{10}$$

L'équation (9) peut alors s'écrire :

$$\frac{\varphi}{p} + \frac{\varphi'}{p'} = 1 \tag{11}$$

Si l'on appelle encore q et q' les distances des foyers conjugués aux foyers principaux correspondants, la formule (11) pourra être mise sous la forme :

$$qq' = \varphi\varphi'$$

Pour avoir le lieu des foyers principaux correspondant aux diverses incidences au point A, il suffit d'exprimer f en fonction de i et f' en fonction de r. Remarquons pour cela que les triangles rectangles AA′D, AKD donnent :

$$2a = 2\,\mathrm{R}\cos i$$
$$2b = 2\,\mathrm{R}\cos r$$

d'où
$$\frac{a}{b} = \frac{\cos i}{\cos r} = \frac{\operatorname{tg} i}{\operatorname{tg} r}\,\frac{\sin r}{\sin i} = \frac{\mathrm{N}}{n};$$

en portant les valeurs de a, b, N dans les expressions (10), on trouve, pour équations polaires des lieux cherchés :

$$(12)\qquad \varphi' = n\,\mathrm{R}\,\frac{n\cos r + \sqrt{1 - n^2\sin^2 r}}{n^2 - 1}\cos^2 r$$

$$(13)\qquad \varphi = \mathrm{R}\,\frac{\cos i + \sqrt{n^2 - \sin^2 i}}{n^2 - 1}\sin^2 i$$

En comparant ces valeurs à celles trouvées pour f et f', formules (3) et (4), on en conclut :

$$\varphi' = f'\cos^2 r$$
$$\varphi = f\cos^2 i$$

d'où l'on déduit une définition géométrique très simple des lieux représentés par les équations (12) et (13).

On trouverait encore, en opérant comme nous l'avons indiqué pour la première droite focale, l'équation polaire des centres des deuxièmes droites focales qui correspondent aux différents points d'un objet situé dans le plan de la figure et dont l'équation polaire serait connue.

14. — La méthode suivie par M. Leroy conduit l'auteur aux formules

$$\frac{\cos^2 i}{p} + \frac{n \cos^2 r}{p'} = \frac{1}{R}(n \cos r - \cos i)$$

pour la deuxième droite focale, et

$$\frac{1}{p} + \frac{n}{p''} = \frac{1}{R}(n \cos r - \cos i)$$

pour la première droite focale; il est très facile de ramener nos formules (I) et (II) à cette dernière forme et réciproquement.

M. Leroy tire immédiatement de ces formules une construction géométrique, absolument générale et très simple du rayon réfracté, puis il les étend au cas d'une surface quelconque et en déduit les importantes conclusions suivantes :

Lorsque le point lumineux P se trouve dans l'une des sections principales de la surface, l'orientation des droites focales est constante quelle que soit la position de ce point; il y a même, dans ce cas, et pour chaque valeur déterminée de l'incidence, une position particulière de P pour laquelle l'astigmatisme est nul et l'homocentricité des rayons conservée ; si le point lumineux, au contraire, est situé au dehors des sections principales, l'astigmatisme ne se réduit jamais à 0 et l'orientation des droites focales varie, pour une même incidence, avec la position de ce point.

Après avoir ainsi établi les changements que

subissent les droites focales lorsque le point P se déplace de telle sorte que l'incidence reste la même, M. Leroy cherche ce qui arrive lorsque l'incidence elle-même varie en même temps que la position de P et démontre la proposition suivante :

Quand le point lumineux P, assujetti à rester à la même distance de la surface, se déplace de telle sorte que le rayon central PM du faisceau incident oscille autour du point fixe M dans les limites d'un angle infiniment petit du premier ordre, les lignes focales de ce point restent à la même distance de la surface et conservent la même orientation.

Plus généralement, si l'on mène par le point P un plan perpendiculaire au rayon central du faisceau et par les centres P′ et P″ des lignes focales des plans perpendiculaires au rayon réfracté correspondant, lorsque le point P décrira dans le plan mené par ce point une courbe d'ordre quelconque figurant les contours d'un objet, les points P′ et P″ décriront dans les plans correspondants des courbes du même ordre. Nous verrons plus loin le parti que l'on peut tirer de ces propositions.

15. — Il nous reste, avant de terminer cette étude théorique, à répondre aux objections qui ont été faites à la théorie de Sturm.

Il résulte du mode de démonstration suivi par l'illustre géomètre français, que les droites focales sont toujours perpendiculaires au rayon central du faisceau réfracté. D'un autre côté, le raisonnement que nous avons établi pour étudier l'astigmatisme d'incidence dans le cas de surfaces réfringentes sphériques, nous a montré que la première droite focale fait avec l'axe du faisceau un angle de valeur finie et différent de 90° ; la même conclusion résulte du travail de M. Leroy et M. Matthiessen, à propos de modèles de réfraction astigmatique construits par Kummer en 1860, fait remarquer ces contradictions, dans un article paru en janvier 1883 dans les *Klinische Monatsbl. f. Augenheilk.* Ces contradictions ne sont qu'apparentes et l'on peut s'en rendre compte, grâce à une remarque faite par M. Leroy dans sa théorie de l'astigmatisme, remarque qui permet ensuite à l'auteur de simplifier beaucoup ses démonstrations.

Si l'on considère un faisceau réfracté astigmate très délié, il est facile de démontrer qu'en négligeant les infiniment petits d'un ordre supérieur au premier, toute section menée par le centre de l'une ou l'autre des droites focales normalement à la direction moyenne du faisceau est encore une ligne droite ; il n'y a qu'une restriction à faire, restriction bien évidente, et que, pour cette raison probablement, M. Leroy a omis de signaler : il ne faut pas que le plan de la section fasse un angle infiniment petit avec la direction du faisceau astigmate. Il résulte de là que l'orientation des droites focales n'est pas un élément aussi invariable que la position de ces droites ; qu'on peut leur donner, dans le plan moyen de la direction du faisceau, mais dans ce plan seulement, telle direction qu'on voudra, faisant avec l'axe du faisceau un angle fini ; il n'y a même aucune raison qui autorise à choisir l'une de ces directions, à l'exclusion de toutes les autres, pour caractériser l'orientation des droites focales, et les résultats trouvés par les divers auteurs sont tous également vrais.

II

Astigmatisme oculaire.

A. — Historique.

16. — La plus ancienne observation d'astigmatisme oculaire connue est due au docteur Young (1800), l'auteur de la *Théorie des interférences*, qui était lui-même affecté de cette anomalie de réfraction. Au moyen d'un optomètre de Porterfield, Young constata que la distance la plus éloignée de la vision distincte était de 7 ou de 10 pouces anglais (213^{mm} ou 304^{mm}) suivant que la vision s'effectuait dans un méridien horizontal ou dans un méridien vertical ; il constata même que cette anomalie était due au cristallin, car en plongeant la cornée dans l'eau, de manière à annuler presque complètement son effet réfringent, la différence de réfraction des deux méridiens horizontal et vertical conservait la même valeur. Il crut même pouvoir conclure de la forme des images rétiniennes, obtenues en prenant pour objet un point lumineux, que son cristallin présentait une obliquité de 13° par rapport à l'axe de l'œil. Mais Young, ainsi

que l'a fait remarquer M. Javal, auquel nous empruntons une grande partie des indications historiques que nous allons donner, laissa perdre pour la pratique, bien qu'il fût médecin et observateur distingué, la découverte du défaut de vision qui nous occupe.

Pendant de longues années, après cette date de 1800, l'histoire de l'astigmatisme se compose uniquement d'observations isolées faites, soit par des personnes étrangères aux sciences, mais dont les yeux étaient affectés de cette anomalie de réfraction à un assez haut degré pour que la vision en fût troublée, soit par des savants, habitués à observer et pour qui un degré même assez faible d'astigmatisme ne pouvait passer inaperçu. Toutefois, un fait important est à signaler, pendant cette première période, celui de l'emploi de verres cylindriques pour corriger le défaut de symétrie de l'œil.

Gerson, en 1810, dans une dissertation inaugurale, cite une lettre de son maître, Fischer, qui, sans connaître les recherches d'Young, avait effectué des mensurations de la cornée, par des procédés dont il ne donne pas le détail, et avait constaté une asymétrie de courbure dans la plupart des yeux.

Vers la même époque, un horloger, Chamblant, remarqua que sa vue s'améliorait lorsqu'il regardait à travers des verres cylindriques.

Brewster, en 1817, publia dans les *Annales de physique et de chimie*, un mémoire dans lequel il essayait d'expliquer les particularités de la vision chez les astigmates, par l'action du liquide qui mouille la cornée, théorie qu'Arago réfuta aussitôt en montrant qu'elle ne pouvait rendre compte de certains faits d'expérience.

En 1827, Airy observa l'astigmatisme de son œil gauche ; il trouva deux *punctum remotum*, l'un à 3″5 l'autre à 6″ ; le premier correspondait à un méridien incliné de 35° sur la verticale, l'autre au méridien perpendiculaire ; il s'agissait donc de ce qu'on appelle aujourd'hui, depuis la classification de Donders, un astigmatisme myopique composé. Airy calcula, d'après les données précédentes, la force et l'orientation du verre sphéro-cylindrique correcteur.

Si l'on ne tient pas compte du Mémoire de Sturm, publié en 1845, Mémoire dans lequel le savant géomètre se proposait d'expliquer l'adaptation de l'œil aux distances et non de donner la théorie d'une anomalie de réfraction, ce qu'il a fait en réalité, c'est presque exclusivement dans les ouvrages anglais que l'on trouve de nouvelles observations d'astigmatisme. Hamilton en décrit un cas en 1847 et Goode cinq autres, dont le sien propre, en 1848. L'année suivante, Stokes imagina la disposition ingénieuse de sa double lentille cylindrique, disposition que M. Javal a heureusement modifiée de manière à maintenir l'invariabilité de direction de l'axe, et qui permettait de déterminer le numéro et l'orientation du verre correcteur.

A partir de cette époque les observations deviennent plus nombreuses : le 12 juillet 1852, le commandant du génie, Goulier, professeur à l'École d'application de Metz, dépose à l'Académie un pli cacheté contenant les résultats de nombreuses observations d'astigmatisme, que l'auteur avait pu corriger avec des verres cylindriques. Dans ce travail, qui n'est cité, croyons-nous, que dans la bibliographie de l'astigmatisme par M. Javal, le commandant Goulier conclut que le défaut de la vision dont il s'occupe est presque général, qu'il constitue chez beaucoup de personnes une infirmité, car la vision est pour elles plus ou moins profondément troublée, et qu'on peut très souvent y remédier au moyen de verres cylindriques.

En 1853, Fliedner constatait à son tour l'existence de l'astigmatisme chez un grand nombre de personnes, et, l'année suivante, Hays ajoutait à l'édition américaine de l'ouvrage de Lawrence un certain nombre d'observations de cette anomalie, avec indication des verres correcteurs.

17. — Cette même année l'astigmatisme entrait dans une nouvelle phase, à la suite de l'invention de l'ophthalmomètre par Helmholtz. Cet instrument permettait, en effet, de déterminer le siège de l'astigmatisme, en fournissant un procédé d'une grande exactitude pour arriver à la mesure des rayons de courbure de la cornée.

Cette question avait à peine été abordée jusqu'alors. Young, avons-nous dit en commençant cet historique, croyait pouvoir conclure de ses expériences que son astigmatisme était dû à une obliquité du cristallin ; Fischer, dans la thèse de Gerson assurait avoir observé une irrégularité de la cornée ; Airy, en l'absence de preuves suffisantes, s'était abstenu de se prononcer à ce sujet dans son propre cas; Chossat et Krause avaient conclu de leurs recherches que la cornée était un ellipsoïde de révolution et ne présentait pas, par suite, d'asymétrie de courbure; Senff, au contraire, en 1846, avait trouvé, dans un cas, des différences de courbure appréciables; Goode avouait n'avoir jamais pu observer une déformation des images réfléchies par la cornée; Thomson, par contre, à propos du cas cité par Hamilton, disait que le diamètre vertical de la cornée était plus grand que l'horizontal, ce qui conduit à penser que ce cas d'astigmatisme était, en partie du moins, cornéen; Warthon Jones, en 1855, admettait comme hypothèse que l'astigmatisme est cornéen, et Wilde, la même année, posait en principe, comme étant un fait bien connu, mais sans donner de preuves à l'appui, que la cornée n'est pas une surface de révolution et que la courbure du méridien horizontal est plus faible que celle du méridien vertical.

L'ophthalmomètre permettait de résoudre définitivement la question; aussi des mesures furent-elles bientôt effectuées, surtout par Knapp, en 1859, puis en 1862. La même année parut le livre de Donders, *Astigmatisme en Cylindrische Glaser*, dont il serait superflu de faire l'éloge. La forme généralement irrégulière de la cornée était, dès lors, un fait acquis. Dès ce moment, le traitement de l'astigmatisme est entré, peut-on dire, dans la pratique courante, et les mémoires sur cette question se sont multipliés. Aussi nous contenterons-nous d'indiquer, en terminant cet historique, les travaux les plus importants, dont nous n'avons pas encore parlé : l'un, de M. Javal, paru en 1865, dans les *Annales d'oculistique*, contient la description de l'astigmomètre binoculaire, l'autre, de MM. Javal et Schiotz, publié en 1881, est relatif à l'ophthalmomètre pratique. Nous reviendrons du reste sur ces deux instruments.

Quant aux autres publications relatives à l'astigmatisme, nous nous contenterons de les indiquer dans la bibliographie que nous joignons à notre Thèse.

B. — Détermination des éléments de l'astigmatisme.

18. — Nous avons dit, après avoir donné les résultats du mémoire de Sturm, que les éléments à connaître pour pouvoir étudier complètement l'astigmatisme oculaire, au point de vue théorique, sont :

1° Les distances respectives des divers dioptres qui constituent le système dioptrique oculaire ;

2° Les indices de réfraction des milieux que les rayons ont à traverser pour arriver à la rétine ;

3° Les rayons de courbure et l'orientation des sections principales des dioptres successifs qui composent l'œil.

Nous devons maintenant décrire les procédés qui permettent d'effectuer ces mensurations. Nous serons très bref sur la détermination des distances et des indices, cette question n'étant pas spéciale au sujet que nous avons à traiter.

1° *Détermination des distances des dioptres.*

19. — Le meilleur procédé à suivre consiste dans l'emploi de l'instrument que Donders a présenté au Congrès de Londres en 1872, sous le nom d'*Ophthalmo-microscope.*

Cet instrument est un microscope ordinaire, dont le corps est mobile sur une tige graduée, et qui est muni de trois pieds que l'on applique, pour faire une mensuration, en trois points de l'arcade orbitaire afin d'obtenir une plus grande fixité. En faisant glisser l'ensemble de l'oculaire et de l'objectif, dont la distance relative doit rester constante, on met successivement au point pour la cornée et pour chacune des faces du cristallin, ce qui est facile, surtout si l'on emploie l'éclairage latéral, à cause des variations brusques de l'indice de réfraction aux points visés. Les quantités dont il faut pour cela déplacer le microscope, quantités qui sont données par des lectures sur la tige graduée, font connaître non pas les distances réelles des surfaces réfringentes de l'œil, mais leurs distances apparentes, car chacune d'elles est vue par réfraction à travers les milieux qui la précèdent. De ces données expérimentales, on déduit facilement, au moyen des formules classiques de la réfraction, la profondeur vraie de la chambre antérieure de l'œil et l'épaisseur exacte du cristallin, en supposant connus les rayons de courbure des diverses surfaces réfringentes, rayons dont la mesure, comme nous le verrons bientôt, est indépendante de la détermination qui nous occupe.

2° *Mesure des indices de réfraction.*

20. — Abbe a fait construire, en 1875, un instrument auquel il a donné le nom de *Réfractomètre* et qui permet de déterminer, en quelques minutes et avec trois décimales exactes, l'indice des corps liquides ou de ceux qui, comme le cristallin et le corps vitré, ont une consistance semi-fluide; l'instrument, en outre, n'exige que quelques millimètres cubes de la substance sur laquelle on opère. Comme le réfractomètre n'a pas encore été décrit en France, à notre connaissance du moins, nous croyons utile d'entrer dans quelques détails à son sujet.

Le réfractomètre de Abbe se compose, comme partie essentielle, de deux prismes rectangulaires A C E, A C B (fig. 4) égaux entre eux et accolés par leurs faces hypoténuses AC, lesquelles ne sont séparées que par deux petites bandelettes de papier placées en A et C, normalement au plan de la figure; l'épaisseur des bandelettes est de quelques centièmes de millimètre. Les angles de réfringence ACE, CAB ont été choisis de telle sorte que, si l'intervalle compris entre les faces hypoténuses est occupé par l'air, les rayons lumineux qui pénètrent dans le premier prisme ACE, subissent en AC la réflexion totale, quelle que soit d'ailleurs leur incidence à l'entrée. Si, au contraire, on vient à interposer en AC un liquide, plus réfringent que l'air, l'angle limite du verre, par rapport à ce nouveau milieu, est plus grand que relativement à l'air, et des rayons, entrés sous une incidence convenable par la face CE, pourront pénétrer dans le liquide et traverser le système des deux prismes.

Imaginons que l'on fasse tomber sur CE de la lumière diffuse; les rayons qui la composent peuvent être décomposés en une infinité de faisceaux de rayons parallèles entre eux, et dont l'incidence présentera toutes les valeurs possibles de 0 à 90°, de part et d'autre de la normale à la face CE. Parmi tous ces faisceaux, il y en aura un KHCI, dont l'angle d'incidence sur AC sera égal à l'angle limite et qui, par suite, pourra traverser les prismes; la direction de ce faisceau, à sa sortie par la face AB, sera d'ailleurs parallèle à sa direction d'entrée, car le système réfringent ABCE produit, en somme, l'effet d'une lame de verre à faces parallèles. Si nous recevons ce faisceau, au delà des prismes, sur une lentille convergente, dont l'axe soit parallèle à la direction des rayons qui le composent, ces rayons iront se réunir au foyer F de cette lentille. Tous les faisceaux, tels que MNCG, dont l'incidence à l'entrée est plus petite que celle du précédent, pourront *à fortiori* traverser l'ensemble des deux prismes ; ils iront se réunir en des points situés au-dessus du foyer F. Tous les autres faisceaux, au contraire, subiront sur AC la

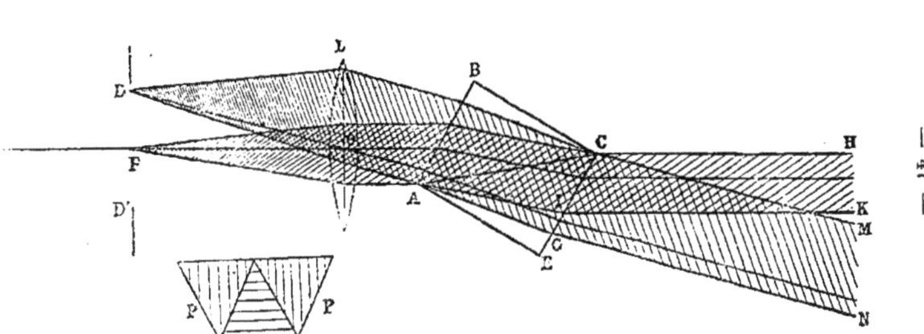

Fig. 4.

réflexion totale, et si l'on place un écran en DD' sa moitié supérieure seule FD sera éclairée, sa moitié inférieure FD' restera obscure; la ligne de séparation de ces deux moitiés de l'écran sera d'ailleurs une droite, parallèle aux arêtes de réfringence du prisme et, par suite, perpendiculaire au plan de la figure. Il est d'ailleurs évident que la position relative des prismes et de la lentille, pour que l'écran DD' ait exactement l'une de ses moitiés éclairée, dépend de la valeur de l'angle limite du verre par rapport à la substance interposée et par suite de l'indice de cette substance.

La figure (5) représente le réfractomètre de Abbe vu en perspective.

En P se trouvent les prismes; ils sont mobiles autour d'un axe horizontal R, au moyen d'une alidade A, qui se déplace le long d'un arc de cercle I, portant une graduation en indices; en O est la lentille L de la figure précédente; elle constitue l'objectif d'une lunette L, dans l'intérieur de laquelle se trouve le diaphragme dont nous avons parlé; le miroir M doit être orienté de façon à renvoyer la lumière diffuse sur la face d'entrée B du système des deux prismes. Ces derniers étant orientés de manière à ce qu'une moitié seulement du champ de la lunette soit éclairée, la position de l'alidade A sur le cercle I fait connaître l'indice de la substance interposée. Un système de prismes compensateurs situés en D (fig. 5) entre l'objectif et l'oculaire de la lunette et représentés en P (fig. 4) permet de corriger les effets de dispersion provenant de la réflexion totale sur la face hypoténuse des prismes P de la figure 5.

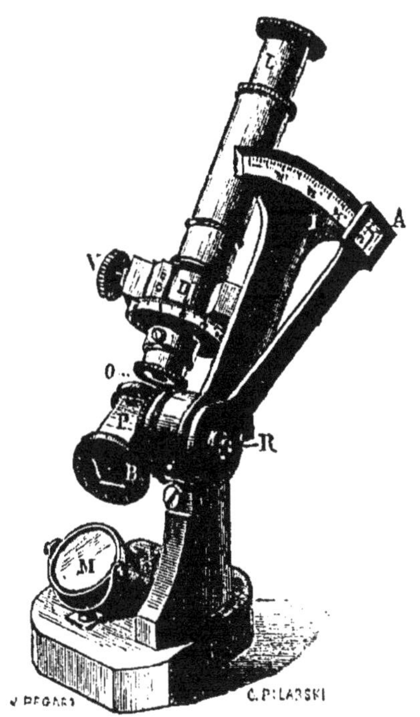

Fig. 5, dessinée d'après l'exemplaire de la Faculté de Médecine de Lyon.

3° *Centrage du système et rayons de courbure.*

21.— Nous avons dit, au début de notre Thèse, que l'astigmatisme pouvait être dû, soit à une valeur finie de l'incidence, soit à une asymétrie de courbure, l'incidence restant alors très petite. Nous devons donc nous demander, en étudiant l'astigmatisme oculaire, si l'une des causes précédentes agit à l'exclusion de l'autre, ou si toutes deux interviennent dans la production de cette aberration monochromatique. Pour résoudre cette question il est nécessaire de déterminer l'orientation des dioptres oculaires les uns par rapport aux autres, ou, suivant l'expression adoptée, de vérifier le centrage de l'appareil et de chercher, en outre, la droite suivant laquelle s'opère la vision.

La méthode employée par Donders et ses élèves consiste à orienter l'œil suivant deux directions symétriques par rapport à l'axe optique de l'ophthalmomètre de Helmholtz; mais ce mode de détermination, de même que tous ceux dans lesquels on fait effectuer à l'œil une rotation, comporte une cause d'erreur; en effet, le centre de rotation C de l'œil, ne coïncide pas avec le premier point nodal N du système dioptrique oculaire, et ce que l'on détermine alors, ce n'est pas l'angle α formé par l'axe visuel et l'axe de la cornée et que M. le professeur Monoyer a nommé angle de collimation, mais l'angle γ de l'axe de la cornée avec la ligne de regard, qui joint le centre de rotation au point visé. Ajoutons toutefois que la différence $\alpha - \gamma$ peut être rendue aussi petite que l'on veut en éloignant le point de visée, et que d'ailleurs, γ étant déterminé, il est possible d'en déduire la valeur de α, si l'on suppose connue la position du centre de rotation.

Mandelstamm a modifié le procédé de Donders, en laissant l'œil fixe et faisant mouvoir la mire, dont l'image cornéenne est examinée avec l'ophthalmomètre; il a pu ainsi mesurer directement l'angle α que Helmholtz avait déterminé par le calcul; enfin Knapp, en faisant des déterminations sur le cristallin, a vérifié le centrage général des dioptres oculaires.

Il résulte de ces recherches que l'axe visuel fait un certain angle avec l'axe géométrique de la cornée; nous verrons bientôt, en outre, que la cornée présente généralement une asymétrie de courbure; l'astigmatisme oculaire est dû, par suite, aux deux causes qui peuvent le produire; mais l'une d'elles, l'asymétrie de courbure, a presque toujours une influence prépondérante. Ajoutons que le centrage du système dioptrique n'est pas rigoureusement réalisé, mais qu'on peut cependant, en général, regarder l'œil comme un système centré, sans s'exposer à des erreurs notables; nous devons par suite regarder l'astigmatisme d'Young, dû, ainsi que nous l'avons dit, à une obliquité du cristallin, comme constituant une exception à la règle générale.

22. — Les premières mesures effectuées sur les courbures de la cornée et du cristallin ont été faites au moyen de verniers, de compas ou de micromètres; mais avec ces procédés, les erreurs possibles d'observation, par le fait même des méthodes employées, étaient, à peu de chose près, du même ordre de grandeur que les différences à constater; en outre, les mesures étaient prises sur des yeux morts et énucléés, et des changements de forme, relativement assez considérable, pouvaient se produire, par le fait même de ces deux circonstances.

Kohlrausch fit connaître, en 1839, une méthode nouvelle dont le principe, que nous allons faire connaître, a été presque constamment utilisé depuis, dans la construction des appareils destinés à mesurer les rayons de courbure des dioptres oculaires.

Si l'on fait former par réflexion sur la cornée l'image d'un objet lumineux, il suffira de mesurer successivement la grandeur y' de l'image, la grandeur y de l'objet et la distance p de ce dernier au miroir cornéen, pour pouvoir déduire de la formule classique

$$\frac{y'}{y} = \frac{r}{2p + r}$$

le rayon de courbure r de la cornée, au point où se réfléchissent les rayons qui font voir l'image y' à l'observateur.

Les divers modes opératoires et les divers instruments, fondés sur ce principe ne diffèrent, que par le procédé employé pour mesurer la grandeur y' de l'image virtuelle.

Kohlrausch employait une lunette disposée pour les petites distances et munie, au foyer de l'oculaire, de deux fils d'araignée, parallèles entre eux et que l'on pouvait approcher ou éloigner l'un de l'autre au moyen d'une vis extérieure; l'objet y était la distance de deux lampes placées de part et d'autre de la lunette; les fils du réticule étaient amenés en coïncidence avec les images cornéennes de ces flammes et, en substituant alors à l'œil une échelle divisée, une simple lecture donnait la grandeur y' de l'image.

Senff, en 1846, substitua aux flammes de Kohlrausch deux bandes de papier collées sur une fenêtre, dont on observait l'image obtenue par réflexion sur la cornée.

Un grave inconvénient de ce mode opératoire résulte des petits déplacements inévitables de la tête du sujet et des images cornéennes pendant l'observation, et de la difficulté qu'éprouve, en conséquence, l'observateur à faire coïncider, au même instant, les fils du réticule avec les deux extrémités de la longueur à mesurer.

23. — Helmholtz, suivant l'exemple donné par les astronomes pour la détermination du diamètre apparent du soleil au moyen de l'héliomètre, dédoubla l'image à mesurer, afin de supprimer l'influence que ses petits déplacements pouvaient avoir sur l'exactitude de la mesure.

L'ophthalmomètre de Helmholtz, dont la description parut en 1854 dans les *Arch. f. Ophth.*, est aujourd'hui trop connu pour que nous ayons à y insister longuement. Deux lames de verre AB,CD (fig. 6), reçoivent chacune une partie du faisceau lumineux issu d'un objet O et dévient en sens inverse les rayons qui les traversent. L'œil de l'observateur, placé derrière les lames et armé d'une lunette, voit donc deux images O′ et O″ déplacées de part et d'autre de la position O de l'objet; les deux déplacements sont d'ailleurs égaux entre eux, car les lames sont toujours, par rapport aux rayons incidents, inclinées d'un même angle *i*, que l'on peut lire sur un tambour divisé et muni d'un vernier. Si l'on appelle e l'épaisseur et n l'indice de réfraction des lames, le

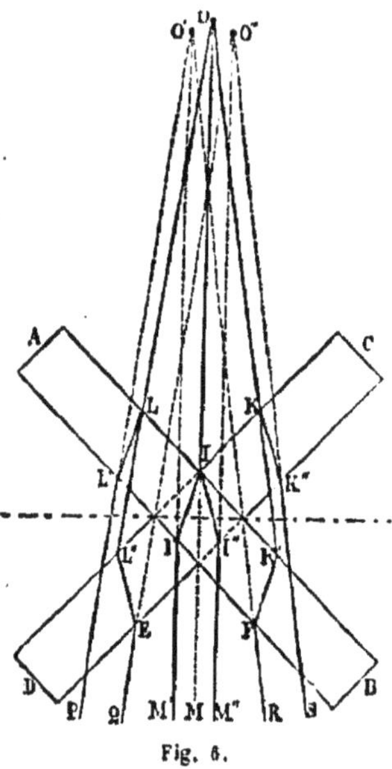

Fig. 6.

déplacement total, $d = O'O''$, est donné par la formule :

$$(1) \qquad d = 2e \sin i \left(1 - \frac{\sqrt{1 - \sin^2 i}}{\sqrt{n^2 - \sin^2 i}}\right)$$

Si, au lieu d'un point lumineux, l'on prend pour objet un cercle (fig. 7, I), on obtiendra, en inclinant les lames, deux images (fig. 7, II), que l'on pourra amener à être tangentes (fig. 7, III). Le déplacement total d sera alors égal au diamètre inconnu de l'objet et pourra être calculé au moyen de la formule (1), après lecture de l'angle *i* sur les tambours de l'instrument. Mais il est plus simple de graduer l'ophthalmomètre par l'expérience en dédoublant, jusqu'à les rendre tangentes, les deux images d'objets de diamètres croissants et connus, et notant chaque fois la

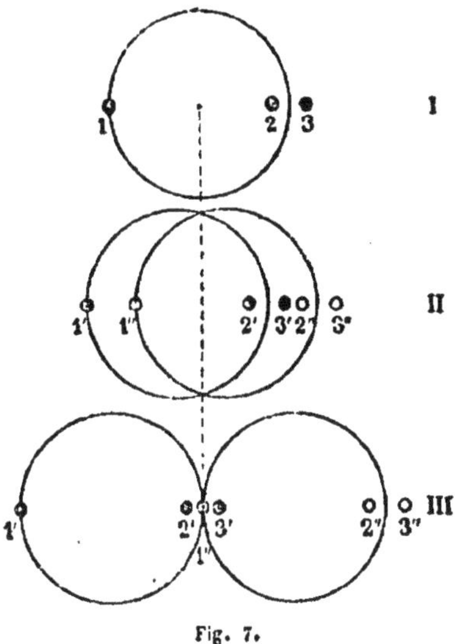

Fig. 7.

déviation angulaire des lames, en regard du diamètre correspondant de l'objet ; on se sert pour cela d'une échelle divisée en fractions de millimètre.

On recommande généralement de faire quatre lectures pour chaque observation, afin d'éviter les erreurs provenant des points morts du système d'engrenage qui fait mouvoir les lames, et des imperfections de la graduation des tambours. Mais on peut, à l'exemple de M. le professeur Monoyer, faire une seule lecture si l'on se sert toujours du même quadran du cercle divisé, et si l'on établit chaque fois la tangence en faisant constamment tourner le bouton extérieur dans le même sens, sans jamais revenir en arrière, pourvu toutefois que la graduation expérimentale, dont nous avons parlé plus haut, ait été faite dans les mêmes conditions.

Helmholtz prit d'abord pour objet, à l'exemple de Senff, une fenêtre éclairée. Donders et ses élèves, afin de rendre plus faciles les mesures dans les divers asimuts, employèrent deux petites lampes qu'on pouvait placer aux extrémités d'un même diamètre, d'ailleurs quelconque, d'une circonférence graduée, et Woinow, en 1869, ajouta à l'instrument de Helmholtz une règle divisée, mobile dans un plan perpendiculaire à l'axe de la lunette de l'appareil, et le long de laquelle pouvaient glisser trois miroirs, dont deux étaient placés très près l'un de l'autre. En orientant ces miroirs de manière à renvoyer sur la cornée les rayons venus d'une flamme S, placée audessus de l'œil sur lequel on effectue une mensuration, on obtient trois images 1, 2, 3 (fig. 7, I), et l'on prend comme grandeur y' à mesurer l'intervalle du point 1 aux deux autres 2 et 3, c'est-à-dire le diamètre de la circonférence tracée sur la figure. L'avantage de cette disposition résulte de ce qu'il est plus facile de placer un point lumineux 1″ (fig. 7, III) au milieu de deux autres 2″ et 3″, que de faire superposer exactement deux points lumineux, comme dans la disposition de Donders et Middelburg. L'objet y, correspondant à l'image mesurée, est le double de la distance du miroir isolé au milieu des deux autres, car les points 1, 2, 3 sont les images cornéennes des images virtuelles que les miroirs plans donnent de la source S; pour la même raison, la distance p de l'objet à la cornée est double de la distance du plan vertical de l'échelle à l'œil; ces grandeurs une fois mesurées, le rayon r de la cornée est fourni par la formule que nous avons donnée plus haut.

Ajoutons qu'en faisant mouvoir l'échelle dans un plan vertical, on peut opérer dans un azimut quelconque et mesurer la courbure de la cornée dans les divers méridiens.

24. Tels sont l'instrument et le mode opératoire exclusivement employés pendant plusieurs années. On arrive ainsi, d'après Helmholtz, à mesurer l'image y' à $0^{mm},01$; mais tous les observateurs qui se sont servis de l'ophthalmomètre, et surtout ceux qui se sont astreints à faire quatre lectures pour chaque détermination, ont pu se convaincre que l'emploi de cet instrument exige un temps assez long et une habitude assez grande de son maniement. M. Javal, frappé de ces inconvénients, modifia l'ophthalmomètre de Helmholtz; il fixa l'une des lames et put supprimer ainsi l'un des deux tambours de l'instrument primitif: l'unique lame mobile était, en outre, mise en mouvement au moyen d'un long bras de levier, perpendiculaire à l'axe de rotation de la lame et muni, à son extrémité, d'un point de repère dont le déplacement sur un arc gradué mesurait l'angle de rota-

tion ; le vernier devenait du même coup inutile par suite de l'ampliation des mouvements obtenus en donnant au bras de levier une longueur suffisante. M. Javal supprima encore la difficulté provenant de l'orientation convenable des miroirs, orientation qu'il fallait de nouveau régler chaque fois qu'on changeait de méridien, en leur substituant 3 flammes à gaz ; il trouva qu'il y avait avantage, sous le rapport de l'exactitude, à placer deux de ces flammes à une petite distance l'une au-dessus de l'autre. L'instrument était d'ailleurs mobile autour d'un axe horizontal, afin que l'on pût opérer dans divers azimuts.

En 1872, Coccius modifia assez profondément l'ophthalmomètre de Helmholtz, en produisant le dédoublement des images, non plus au moyen de deux lames de verre, mais par l'emploi d'un prisme biréfringent; l'exemple avait d'ailleurs été donné déjà par Rochon et par Arago. Le déplacement total, que l'on pouvait ainsi imprimer aux images dédoublées, était invariable, comme la substance et l'épaisseur du prisme qui constituait la partie modifiée de l'instrument; or, les rayons de courbure changent d'une cornée à l'autre et, pour une même cornée, suivant la direction du méridien dans lequel on opère; il était donc nécessaire, pour pouvoir obtenir chaque fois la tangence des images, de laisser à l'observateur la possibilité de faire varier les dimensions de l'objet. Il suffisait pour cela de rendre mobiles les flammes, que Donders et Javal avaient employées au lieu et place des miroirs de Woinow. L'image cornéenne avait alors une grandeur invariable y', que l'on calculait une fois pour toutes en fonction des éléments du prisme ; on mesurait, dans chaque observation, les grandeurs y et p, et le rayon de courbure était obtenu par la même formule que pour l'ophthalmomètre de Helmholtz.

M. Landolt a fait connaître, en 1878, un nouvel appareil ophthalmométrique, dans lequel le dédoublement est produit au moyen des deux prismes égaux et disposés en sens inverse l'un de l'autre, qui constituent son *diplomètre*. Comme dans l'instrument de Helmholtz, l'image cornéenne à mesurer peut avoir des dimensions variables; on arrive toujours à produire le dédoublement exact par une position convenable du biprisme.

Enfin, en 1880, Blix a imaginé un appareil fondé sur un principe différent de celui qui sert de base à tous les instruments que nous venons de décrire. On sait qu'un objet et son image, fournie par un miroir convexe, coïncident lorsque l'objet se trouve sur la surface ou au centre de courbure du miroir. Utilisant ce fait, Blix dispose en avant de l'œil deux microscopes à long foyer de même pouvoir dioptrique et dont les axes font entre eux un petit angle. On fait arriver par l'un des microscopes un faisceau lumineux, et l'on cherche successivement les deux positions à donner à l'ensemble de l'appareil, pour que l'observateur puisse recevoir les rayons réfléchis à travers l'autre microscope ; le déplacement nécessaire pour obtenir ce résultat est égal au rayon de courbure de la cornée.

25. — De tous les instruments que nous venons de passer en revue, aucun ne réalisait encore les conditions de rapidité et de précision que l'on pouvait souhaiter voir réunies dans un même appareil. Mais, en 1881, MM. Javal et Schiotz ont satisfait à ces derniers desiderata, en faisant construire l'instrument auquel ils ont si justement donné le nom d'*ophthalmomètre pratique*. Sa sensibilité, nous assure M. Javal, est supérieure à celle de l'instrument de Helmholtz, et si l'on songe qu'il permet d'effectuer une mesure en moins d'une minute, on pensera avec nous qu'il mérite d'être rangé, par suite de l'approximation qu'assure son emploi, parmi les instruments de recherche, en même temps que la rapidité et la facilité avec laquelle il permet de trouver le degré de l'astigmatisme, en font un instrument précieux pour les déterminations cliniques. L'appareil est trop nouveau, trop peu répandu encore, pour que nous nous dispensions d'entrer dans quelques détails à son sujet et nous ne saurions mieux faire, pour cela, que de reproduire la théorie qu'en a donnée M. le professeur Gavarret[1].

« L'ophthalmomètre de MM. Javal et Schiotz se compose d'une lunette montée sur un trépied que l'on peut faire mouvoir sur une planchette-support

1. Gavarret, *Astigmatisme et Ophthalmométrie*, *Rev. sc. Leç. rec.*, par M. Nordenson.

(fig. 8), grâce à une rainure dans laquelle glisse le pied postérieur. La lunette contient deux objectifs entre lesquels est placé un prisme biréfringent. Les objectifs ont chacun une distance focale de 27 centi-

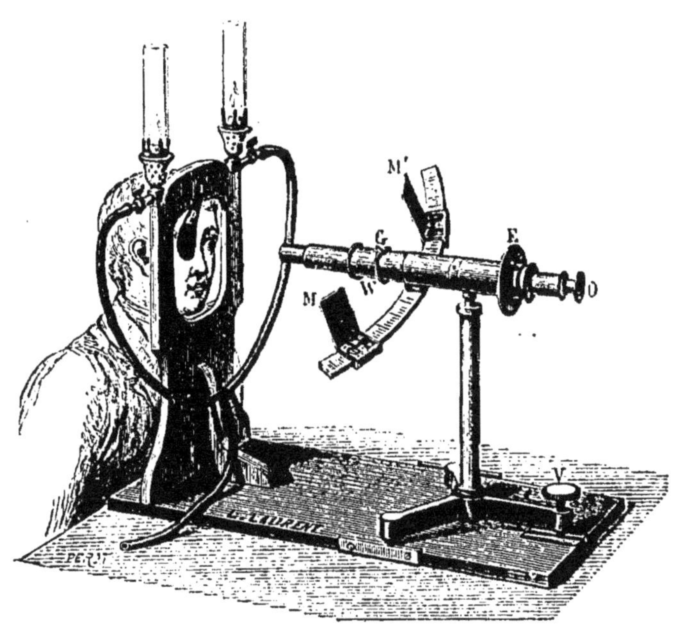

Fig. 8.

mètres. Si l'œil observé est au foyer du premier objectif, vous aurez au foyer du deuxième objectif, où est placé un fil d'araignée, une image renversée et de même grandeur des images réfléchies sur la cornée de cet œil. Au tube de la lunette est fixé un arc de 36 centimètres de rayon. Le centre de cet arc est un peu au delà du foyer du premier objectif. L'arc peut tourner autour de l'axe de l'instrument ; il est muni d'une aiguille qui indique, sur un cadran divisé fixe E, le degré de la rotation imprimée. Vous devez commencer votre examen en effectuant la mise au point de l'appareil. La force du prisme biréfringent est telle qu'il dédouble exactement un objet de trois millimètres situé au foyer du premier objectif.

« Il s'agit d'avoir un objet dont l'image réfléchie sur la cornée nous donne, d'un seul coup d'œil, en dioptries, la différence de force réfringente des deux méridiens principaux. Nous parlons toujours d'une cornée dont le maximum de convexité est dans le méridien vertical.

« Au lieu de prendre un simple carré de carton blanc, MM. Javal et Schiotz ont choisi deux bandes blanches, à l'une desquelles ils ont eu l'idée ingénieuse de donner la forme d'un escalier, dont chaque marche mesure 6 millimètres. Ces deux bandes blanches servent de mire pour l'œil observé ; elles sont fixées aux curseurs MM' de l'arc de l'appareil et se présentent à l'œil observé comme les parties A, B de la figure 9, lorsque l'arc est dans le méridien horizontal de minimum de courbure. La figure 9 représente en A B, A' B' l'image cornéenne de l'ensemble des deux bandes blanches dédoublées par le prisme biréfringent et telle que l'observateur la voit au foyer de l'ophthalmomètre. » (M. Javal prend aujourd'hui pour grandeur à dédoubler δ, l'intervalle compris entre le bord gauche de A (fig. 9) et le bord droit de B ; nous n'aurons que quelques mots à changer à la démonstration de M. le professeur Gavarret pour la rendre conforme à ce nouveau point de départ.) « L'arc étant horizontal, dans le plan du méridien

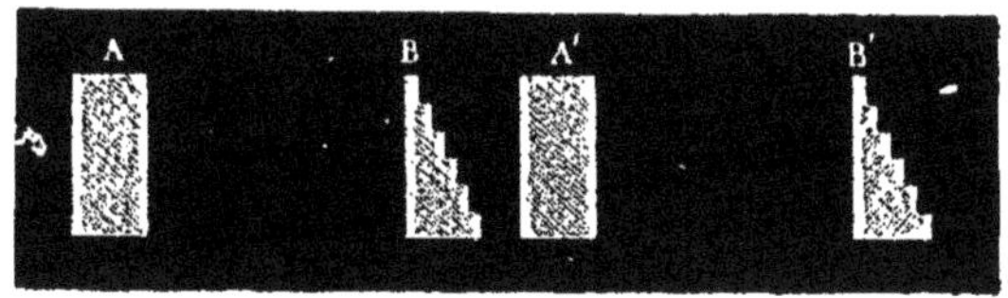

Fig. 9.

de courbure maximum, on règle les curseurs de manière à obtenir un dédoublement exact de la grandeur δ » (c'est-à-dire de manière à faire coïncider, comme sur la figure 10, le bord vertical gauche de A', avec le bord vertical droit de B ; on a supprimé sur

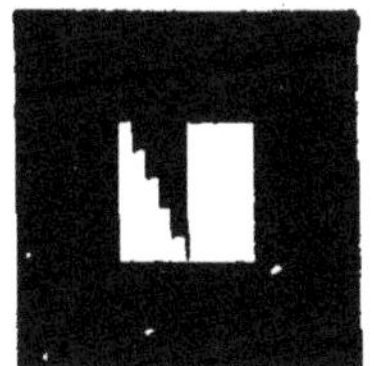

Fig. 10.

cette figure 10 les images A et B' de la figure 9 qui sont sans utilité). On est sûr alors que l'intervalle δ est de 3^{mm} et que l'appareil est prêt pour une bonne observation.

« Cela fait, tournons l'arc de l'appareil de 90°, pour examiner le méridien vertical dont la courbure est plus faible que celle du méridien horizontal. Les curseurs n'ayant pas changé de position, l'image cornéenne de l'ensemble des deux mires blanches est nécessairement incomplètement dédoublée par le prisme biréfringent. On obtient, au moyen de l'ophthalmomètre, une image (fig. 11) dans laquelle les parties B et A' de la figure 9, qui, dans l'expérience précédente étaient exactement affrontées, empiètent l'une sur l'autre de *deux* marches. Cet empiétement est nettement accusé par une coloration blanche qui se détache bien de la teinte grise des autres parties. Il est facile de comprendre la cause de cet empiétement, résultat du dédoublement incomplet de l'image cornéenne.

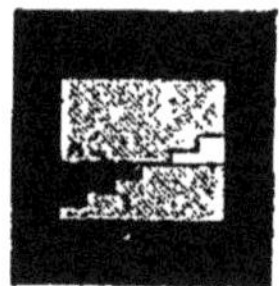

Fig. 11.

« Deux miroirs convexes de courbure différente, donnent, d'un même objet placé à la même distance, des images virtuelles de grandeurs différentes ; plus le miroir est convexe, plus l'image réfléchie est petite. Si le méridien horizontal de la cornée donne une image de grandeur δ égale à 3 millimètres, le méridien vertical donnera nécessairement une image plus grande ; cette dernière sera donc incomplètement dédoublée, il y aura un empiétement des images au foyer de l'ophthalmomètre.

« Nous avons dit plus haut que les marches taillées sur une des deux mires blanches ont 6 millimètres d'étendue ; l'appareil est réglé de manière que l'empiétement d'*une* marche correspond à une différence de puissance de réfraction d'*une* dioptrie ; puisque nous avons admis, dans notre expérience, un empiétement de *deux* marches, nous en concluons qu'elle correspond au cas où la puissance de réfraction du méridien horizontal est supérieure de *deux* dioptries à celle du méridien vertical. L'astigmatisme de l'œil observé est donc de *deux* dioptries. »

Ajoutons que si l'on veut avoir seulement le rayon de courbure de la cornée, il suffit, laissant immobile la mire M, de lire la division sur laquelle il faut placer le curseur M', pour produire la coïncidence telle qu'elle est représentée sur la figure 10.

26. — Signalons encore, un moyen ingénieux, mais bien moins précis que les précédents d'apprécier rapidement, le degré de courbure de la cornée. Il est dû à Loring, et consiste à disposer, à côté de l'œil à observer, une série de lentilles de différents rayons de courbure et à noter qu'elle est celle d'entre elles qui donne, d'un objet quelconque, une fenêtre par exemple, une image égale à celle fournie par la cornée.

27. — Dans ce qui précède nous avons eu surtout en vue la mensuration de la courbure de la cornée. C'est qu'en effet, la courbure du cristallin est moins accessible aux mesures expérimentales, à cause même de la position de cet organe. Antérieurement

à l'invention de l'ophthalmomètre, quelques mesures avaient été prises, par la méthode directe, sur des yeux morts et énucléés ; nous avons déjà fait observer combien ces résultats devaient être acceptés avec défiance, malgré l'habileté des observateurs. Helmholtz et quelques autres ophthalmologistes ont pu effectuer des mesures de courbure cristallinienne, en employant comme source lumineuse, soit la lumière solaire, soit la lumière électrique; mais ces observations sont peu nombreuses encore ; or, il serait important de mesurer l'astigmatisme cristallinien, pour avoir une preuve directe des changements qu'il éprouve dans son degré suivant l'état de l'accommodation, changements que MM. Dobrowolsky et Javal ont depuis longtemps déduits de leurs observations. Nous croyons savoir que M. Javal est sur le point d'entreprendre une série de déterminations à ce sujet, au moyen de l'ophthalmomètre dont nous avons reproduit la théorie.

28. Des recherches effectuées par les diverses méthodes que nous venons d'indiquer, il résulte que la cornée présente, d'une façon normale, une asymétrie de courbure autour de son axe, et qu'on peut, en général, l'assimiler à un ellipsoïde à trois axes inégaux. Dans quelques cas, heureusement assez rares, sa forme se rapproche plutôt de celle d'un hyperboloïde.

Les méridiens principaux de la cornée sont généralement voisins des méridiens horizontal et vertical, quand ils ne se confondent pas avec eux; ils peuvent toutefois présenter une orientation quelconque.

L'astigmatisme cornéen est sensiblement constant, sauf pour les yeux opérés de la cataracte, chez lesquels il diminue et peut même disparaître complètement, à mesure que s'opère la cicatrisation de la plaie.

Le degré de l'astigmatisme cornéen varie d'ailleurs souvent d'un œil à l'autre, chez un même sujet.

Quant à l'astigmatisme cristallinien, nous venons de dire qu'il est peu accessible aux déterminations directes. Nous montrerons dans le chapitre suivant comment on peut obtenir indirectement sa mesure, en formant la différence de l'astigmatisme total et de l'astigmatisme cornéen.

C. — Détermination clinique de l'astigmatisme.

29. — Les procédés de mesure qu'il nous reste à faire connaître, ont uniquement pour but de permettre au praticien de corriger l'astigmatisme, quand cette correction est possible. On conçoit, en effet, que si les variations de courbure de la cornée se font suivant une loi simple et régulière, on puisse trouver un verre facile à fabriquer, car nous entrons ici dans le domaine de la pratique, et dont la courbure, variant en sens inverse de celle de la cornée, annule ou tout au moins réduise à un minimum négligeable les effets de l'aberration monochromatique de l'œil. Si, au contraire, ces variations de courbure se font suivant une loi complexe, il sera peut-être possible encore de déterminer théorique-

ment la forme d'un verre correcteur; mais, par suite des difficultés de fabrication avec lesquelles on aura à compter, l'astigmatisme ne sera pas, en réalité, susceptible de correction.

Nous considérons comme astigmatisme corrigible tous les cas dans lesquels la forme de la cornée peut être assimilée à un hyperboloïde, et ceux, de beaucoup plus fréquents, où la surface de la cornée n'est pas de révolution et présente deux plans principaux de courbure, sensiblement perpendiculaires entre eux; ce dernier cas constitue l'astigmatisme régulier classique, que Donders a divisé en plusieurs espèces d'après les règles suivantes :

L'un des méridiens principaux peut être emmétrope, tandis que l'autre est myope ou hypermétrope; on dit alors que l'œil est affecté d'un astigmatisme *simple ;*

Si aucun des méridiens n'est emmétrope, il peut arriver que chacun d'eux présente une anomalie de même signe, c'est-à-dire qu'ils soient tous les deux myopes ou tous les deux hypermétropes, auquel cas l'astigmatisme de l'œil est appelé *composé ;*

Enfin il peut se faire que l'un des méridiens soit myope et l'autre hypermétrope ; on dit alors que l'astigmatisme est *mixte.*

Ajoutons qu'on prend pour mesure de l'astigmatisme régulier classique, qu'il soit simple, composé ou mixte, la différence :

$$\frac{1}{r} - \frac{1}{r'} = \text{As}$$

r et r' étant les distances à l'œil des *punctum remotum* des méridiens principaux.

30. — La mesure clinique de l'astigmatisme régulier classique comporte toujours deux déterminations :

1° Orientation des méridiens principaux ;

2° État de la réfraction dans ces deux méridiens.

Les méthodes employées pour arriver à ce résultat peuvent être divisées en *subjectives* et *objectives*. Nous passerons rapidement en revue les plus importantes.

Méthodes subjectives. — Elles reposent toutes sur le fait d'expérience qui a servi aux premiers observateurs Young, Airy, etc., à découvrir leur astigmatisme et dont l'explication rigoureuse peut être donnée, grâce à l'une des propositions établies par M. Leroy et que nous allons rappeler :

Quand un point lumineux P, assujetti à rester à la même distance d'une surface réfringente, se déplace de telle sorte que le rayon central MP du faisceau oscille autour du point M dans les limites d'un angle infiniment petit, les lignes focales de ce point restent à la même distance de la surface et conservent la même orientation.

Soit un œil astigmate dont, pour plus de simplicité, nous supposerons l'accommodation supprimée par l'action des mydriatiques. Plaçons devant cet œil, à la distance du *punctum remotum* du méridien de courbure maxima, un dessin formé de lignes diversement inclinées et tracées sans ordre les unes à la suite des autres, ou, comme l'a fait le premier

M. Javal, une figure composée de droites issues d'un même point O situé sur l'axe de l'œil et faisant entre elles des angles de 15° par exemple. Considérons celle de ces droites qui est située dans le plan du minimum de courbure ; le faisceau émis par le point O passera, après réfraction, par deux droites focales dont l'une se formera sur la rétine, puisque ce point est au *punctum remotum* du méridien de courbure maxima, et cette droite focale sera perpendiculaire au plan de ce méridien. Il en sera de même, d'après la proposition précédente, des faisceaux émis par les divers points de la droite qui sont à une distance de l'axe assez faible ; donc, l'image rétinienne de la droite considérée se composera d'une série de petites droites, situées sur le prolongement l'une de l'autre et superposées en partie ; cette image sera un peu plus longue que celle qui se formerait dans un œil normal, mais ses dimensions transversales ne seront pas agrandies ; ses bords seront nets et bien tranchés et, si le dessin portait plusieurs droites parallèles à la direction considérée, l'œil les distinguerait parfaitement.

Considérons au contraire l'une quelconque des droites de la figure placée devant l'œil ; les faisceaux émis par les divers points de cet objet couperont encore la rétine, d'après la proposition précédente, suivant une droite focale dont la direction sera la même que tantôt. L'image rétinienne de la ligne considérée se composera d'une série de droites focales, encore parallèles entre elles, mais qui ne seront plus comme précédemment sur le prolongement l'une de l'autre; les dimensions transversales de cette image auront donc augmenté dans un rapport facile à calculer et d'autant plus grand que la droite objet fera un angle plus voisin de 90° avec le plan du minimum de courbure.

Donc, lorsque la figure rayonnée est placée au *punctum remotum* du méridien de courbure maximum, la seule droite du dessin qui soit vue nettement est celle qui est perpendiculaire au plan de ce méridien. Si maintenant nous approchons ou nous éloignons la figure de l'œil, aucun point ne sera vu nettement, non seulement parce que nous supposons l'accommodation paralysée, mais encore par suite de l'astigmatisme dont nous supposons l'œil affecté. Il en sera de même tant que le dessin ne sera pas éloigné jusqu'à être en coïncidence avec le *p. r.* du méridien de courbure minima; mais, pour cette position, le raisonnement précédent pourra être appliqué à la droite perpendiculaire au plan de ce méridien de minimum de courbure et dont l'image sur la rétine de l'œil astigmate aura seule des dimensions transversales normales.

En résumé, en supprimant l'accommodation de l'œil à examiner et éloignant progressivement la figure rayonnée, la première et la deuxième droite vues nettement donnent la direction des plans de courbure minima et maxima, et les deux positions correspondantes du dessin déterminent les *p. r.* des méridiens principaux de l'œil.

La même démonstration peut être faite pour un

nombre quelconque de réflexions et de réfractions, que l'on peut remplacer, ainsi que nous l'avons dit, par une réfraction unique. Elle s'applique donc à l'astigmatisme total de l'œil.

Il est d'ailleurs bien évident que l'absence d'astigmatisme est reconnue à ce fait que les diverses lignes de la figure sont toutes vues nettement pour une seule position du dessin, laquelle donne le *p. r.* commun de tous les méridiens de l'œil.

31. — Pour mesurer subjectivement l'astigmatisme, on peut déterminer d'abord approximativement la direction des méridiens principaux, soit en faisant regarder un objet circulaire brillant, de petites dimensions, qui, pour l'œil astigmate, semblera avoir la forme d'une ellipse dont les axes déterminent la direction cherchée, soit en faisant tourner devant l'œil à examiner une lentille cylindrique et notant les deux positions pour lesquelles la vue présente le maximum et le minimum de netteté. On isole ensuite chacun de ces méridiens principaux au moyen de la fente sténopéique et on détermine successivement, pour chacun d'eux, la position du *p. r.* par les méthodes ordinaires, optomètres, etc.

Becker détermine en même temps les directions des méridiens principaux et leur état de réfraction. On place à une distance suffisamment grande pour qu'on puisse la regarder comme infinie, l'un des dessins dont nous avons parlé au paragraphe précédent, et on fait passer successivement devant chaque œil des verres positifs ou négatifs, jusqu'à ce que la vision, confuse d'abord pour toutes les lignes, devienne nette pour l'une d'elles ; la direction de cette dernière droite, d'après ce que nous avons dit plus haut, donne l'orientation du méridien de courbure maxima. En continuant à faire augmenter le numéro des verres, la vision rendue confuse de nouveau, redeviendra nette pour une deuxième direction, généralement perpendiculaire à la première, et qui fera connaître la direction du second méridien principal. Les pouvoirs dioptriques des deux verres qui font chacun voir nettement une droite de la figure, donnent les degrés d'amétropie de chacun des méridiens principaux et leur différence mesure l'astigmatisme.

32. L'astigmomètre que M. Javal a décrit en 1866, fournit un procédé de mensuration préférable aux précédents. Comme tous les optomètres, cet instrument permet de faire varier, de l'infini à une valeur suffisamment petite, la distance d'une image, qui sert d'objet, à l'œil en observation ; mais, utilisant la vision binoculaire, il n'offre pas, dans la détermination des *p. r.*, l'inconvénient des optomètres ordinaires, de fournir des indications en général trop faibles, à moins que l'accommodation n'ait été préalablement paralysée ou que le sujet ne soit habitué à la relâcher complètement.

L'instrument, représenté figure 12, se compose de deux lentilles sphériques fixées sur l'une des parois verticales d'une caisse en bois, divisée en deux parties par un ruban noir formant une cloison transversale, et dont la paroi opposée aux lentilles, mobile par l'intermédiaire du bouton E, porte le dessin repré-

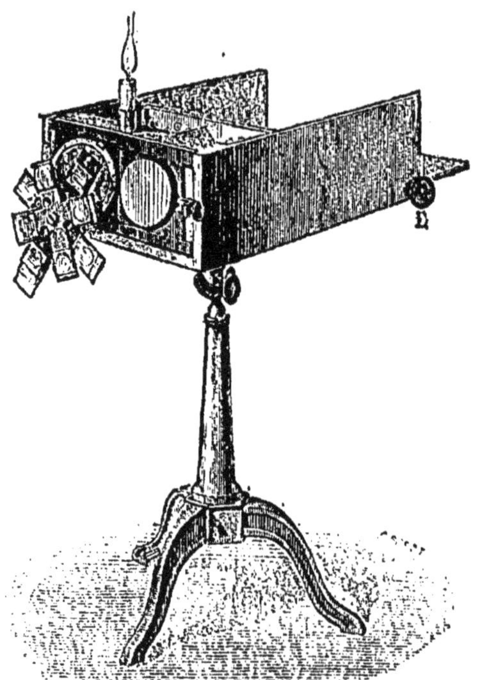

Fig. 12.

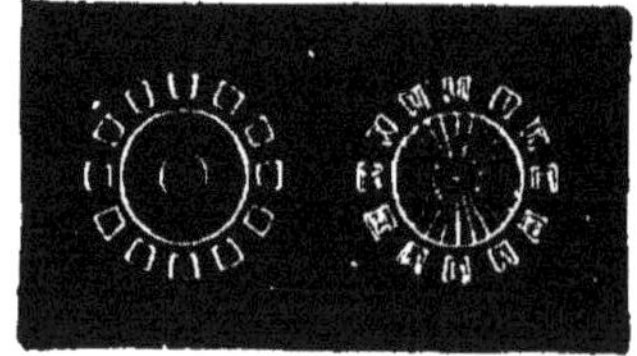

Fig. 13.

senté à part figure 13. La partie de ce dessin formée de lignes diversement inclinées, est placée successivement en face de chacune des lentilles, et l'observateur regarde à travers ces verres, en fusionnant les images. Le maniement de l'appareil est celui de tous les optomètres. Une double croix mobile, dont les branches portent à chaque extrémité des verres cylindriques, permet, lorsque les images données par les lentilles se forment au *p. r.* du méridien de minimum de courbure, de déterminer le numéro du verre correcteur.

33. — *Méthodes objectives.* — On peut, avec l'ophthalmoscope, diagnostiquer l'astigmatisme.

La méthode proposée par Knapp, en 1861, consiste à examiner la papille du nerf optique supposée circulaire et dont l'image, si l'œil est astigmate, sera elliptique. Dans le cas où la forme anatomique de la papille est ovale, le même procédé est encore applicable, grâce à cette remarque de Schweigger que l'allongement de la papille se produit en sens inverse, suivant que l'on examine à l'image droite ou à l'image renversée. M. Javal a simplifié ce mode de diagnostic en opérant uniquement à l'image renversée, et remarquant que, si l'on fait varier la distance de la lentille à l'œil, il existe une certaine position du verre, à partir de laquelle la variation de grandeur d'un axe quelconque de l'image de la papille se produit en sens inverse, suivant qu'on approche ou qu'on éloigne cette lentille.

M. Giraud-Teulon a publié, en 1869, dans les *Annales d'oculistique*, un long article dans lequel il se propose d'établir la théorie de ces faits d'observation. Nous croyons qu'on peut donner de ces phénomènes l'explication très simple suivante :

Soit f la distance focale de la lentille employée, l'œil étant supposé astigmate et sa papille circulaire; les images aériennes des deux diamètres de la papille situées dans les plans de courbure maxima et minima, se formeront en des points différents A et B, dont nous représenterons par q et q_1 les distances au foyer antérieur F de la lentille; soient encore y' et y'_1, les images réelles que la lentille substitue aux images y et y_1 données directement par l'œil. On aura :

$$\frac{y'}{y} = -\frac{f}{q} \quad \text{et} \quad \frac{y'_1}{y_1} = -\frac{f}{q_1}$$

d'où :

$$\frac{y'}{y'_1} = \frac{y}{y_1} \frac{q_1}{q}$$

Pour que $y' = y'_1$, et que l'image de la papille soit circulaire, il faut que

$$\frac{y}{y_1} = \frac{q}{q_1}$$

La position à donner à la lentille est donc telle que son foyer F divise la droite AB dans le rapport des images y et y_1. Suivant qu'on déplacera la lentille dans un sens ou dans l'autre par rapport à la position qui correspond à l'égalité précédente, le rapport $\frac{q}{q_1}$ deviendra plus petit ou plus grand que $\frac{y}{y_1}$ et l'allongement de l'image réelle de la papille se fera dans un sens ou dans l'autre, conformément aux faits observés par M. Javal.

Si l'on pratique l'examen avec une lentille négative, le raisonnement précédent est encore applicable et conduit à la même conclusion. Or on sait qu'il existe deux points qui divisent une même longueur AB dans un rapport donné; en outre le foyer antérieur de la lentille positive et les images y et y_1 se trouvent de part et d'autre de ce verre, tandis que les trois points F, A, B sont d'un même côté de la lentille si celle-ci est négative; on en conclut que le point qui divise la droite AB en segments soustractifs correspond à la lentille positive, celui qui la partage en segments additifs à la lentille négative.

Pour distinguer ces deux cas dans les formules, il suffira de donner des signes aux segments en lesquels la droite AB est partagée, ce qui conduira à regarder le rapport $\frac{y'}{y'_1}$ comme positif ou négatif, suivant qu'il se rapporte à l'emploi de la lentille positive ou négative. Par suite, les déplacements à donner à l'un ou l'autre de ces verres, pour que le rapport en question soit plus petit ou plus grand que l'unité, seront de sens contraire; on déduit facilement de là l'explication des phénomènes observés par Schweigger.

34. — M. Anderson[1], en 1880, a employé l'ophthalmoscope à la détermination objective du degré de l'astigmatisme, en mesurant le degré d'amétropie des méridiens principaux de l'œil.

L'appareil se compose d'une règle divisée, le long

1. Anderson. *New instrument for estimating astigmatisme.* Lancet, 1880, p. 455.

de laquelle peut glisser un support portant une figure rayonnée, éclairée en arrière par une lampe. A l'extrémité antérieure de la règle est fixée une lentille et un miroir plan incliné à 45° sur l'axe de cette dernière. Ces diverses pièces permettent de renvoyer, suivant une direction perpendiculaire à la règle, la lumière qui vient de la figure rayonnée et qui donne une image que l'on peut faire former à toutes les distances possibles ; cette partie de l'appareil constitue donc un optomètre. L'observateur place son œil derrière une moitié non étamée du miroir plan, et, muni d'un ophthalmoscope, il déplace le dessin jusqu'à ce que l'image virtuelle, fournie par la lentille et le miroir plan, soit au *p. r.* de l'œil observé ; il aperçoit alors sur la rétine de ce dernier, l'image des rayons divergents. Suivant que tous ces rayons seront vus nettement, ou que l'un d'eux aura une image rétinienne plus nette, on en conclura l'absence d'astigmatisme ou la direction des méridiens principaux. La graduation de la règle fait d'ailleurs connaître, à ce moment, la distance, en dioptries, de l'image virtuelle de la figure rayonnée et par suite du *punctum remotum*.

Mais c'est encore à M. Javal que nous devons l'instrument le plus parfait pour la détermination objective de l'astigmatisme. Nous ne reviendrons pas sur l'ophthalmomètre pratique dont nous avons reproduit plus haut la théorie. Remarquons toutefois qu'il donne seulement la mesure de l'astigmatisme cornéen, mais avec une grande précision ; or l'astigmatisme total est toujours voisin de celui de la cornée ; pour avoir son degré exact, M. Javal place alors le sujet devant son optomètre universel et essaye successivement les verres cylindriques un peu supérieurs et un peu inférieurs à celui qu'a indiqué la détermination à l'ophthalmomètre, de manière à obtenir la correction totale. Ce mode opératoire offre, pour le praticien, l'avantage de donner comme point de départ une base certaine et un chiffre toujours très voisin du degré d'astigmatisme de l'ensemble du système oculaire.

D. — Correction de l'astigmatisme.

35. — Nous avons dit que, depuis Young, on prenait pour mesure de l'astigmatisme régulier la différence

$$\frac{1}{r} - \frac{1}{r'} = As$$

r et r' étant les distances à l'œil des *p. r.* des méridiens principaux.

Cette différence n'est autre chose que le pouvoir dioptrique de la lentille positive qui, agissant dans le plan de la courbure maxima, reporterait le *p. r.* de ce méridien au *p. r.* du méridien perpendiculaire. Nous avons dit aussi que, dans les premiers essais de correction de l'astigmatisme on s'est servi de verres cylindriques; cet exemple s'est généralisé et ces verres sont les seuls dont on fasse usage aujourd'hui ; leur numéro est précisément donné par la différence

$$\frac{1}{r} - \frac{1}{r'} = R - R' = F$$

qui mesure l'astigmatisme et on peut les prendre, à volonté, convexes ou concaves suivant le méridien dont on veut déplacer le *p. r.*

Ce mode de correction n'a jamais été justifié d'une manière absolument rigoureuse. En effet, on se contente généralement, de remarquer que le cristallin intervient pour une faible partie seulement dans l'astigmatisme total, et que, dès lors, on peut négliger l'influence de l'accommodation, ce qui est, d'ailleurs, très sensiblement vrai. Mais il ne nous semble pas que, si l'on satisfait à la condition de coïncidence des *p. r.* des méridiens principaux, au moyen d'un verre cylindrique, déterminé comme nous venons de le dire, on soit en droit de conclure que l'œil est redevenu normal et que l'homocentricité des rayons est conservée.

36. — Nous avons cherché de ce fait une démonstration précise, et nous sommes arrivé, par le procédé que nous allons indiquer, à des conclusions contraires à celles qui sont généralement admises.

Remarquons d'abord, et il serait facile de le démontrer rigoureusement, que l'astigmatisme ne peut être corrigé que si le verre ajouté à l'œil a ses sections principales confondues avec celles du système oculaire.

Pour simplifier le problème et nous placer dans les conditions que l'on suppose habituellement réalisées, admettons que l'astigmatisme soit uniquement dû à la cornée, et qu'il reste, par suite, invariable.

Le défaut de réfraction de l'œil ne sera corrigé, au vrai sens du mot, que si l'homocentricité des rayons subsiste dans le faisceau réfracté par la cornée, quelle que soit l'origine, sur l'axe, du faisceau incident. Cherchons la condition pour qu'il en soit ainsi.

Supposons, pour fixer les idées, que le verre cylindrique soit convexe et qu'il coïncide avec le foyer principal antérieur du méridien de courbure minima.

Soient : f_1 la longueur focale du verre cylindrique dans la section perpendiculaire à son axe ;

f_2, f'_2, les longueurs focales de l'œil dans le plan de courbure maxima ;

φ_2, φ'_2, les longueurs focales du même œil dans le plan de courbure minima ;

δ, la distance du foyer postérieur de la lentille au foyer antérieur du dioptre cornéen dans le plan de minimum de courbure.

Les rayons situés dans le plan de courbure maxima de l'œil ne sont pas déviés par le verre correcteur, que nous supposons très mince ; si donc nous appelons q et q'' les distances de deux foyers conjugués Q et Q' aux points focaux correspondants de la cornée, nous aurons :

$$q'' = \frac{f_2 f'_2}{q}$$

Dans le plan du minimum de courbure de la cornée, les rayons subissent deux réfractions. Soient χ la distance de l'objet Q au premier foyer de la lentille, χ'' la distance de l'image Q'' au deuxième fôyer du dioptre cornéen déterminé par le plan considéré ; en se servant des formules que M. le professeur Monoyer a établies pour les systèmes composés, on aura :

$$\chi'' = \frac{\varphi_2 \varphi'_2}{\delta - \frac{f_1^2}{\chi}}$$

Les distances des deux images Q' et Q'' au sommet de la cornée, sont $q'' + f'_2$ pour la première, $\chi'' + \varphi'_2$ pour la deuxième, et, si l'on veut que l'astigmatisme soit corrigé, il faut que ces deux images se confondent, c'est-à-dire que la condition :

$$q + f'_2 = \chi'' + \varphi'_2$$

soit satisfaite quel que soit q.

Or, en remplaçant q'' et χ'' par leurs valeurs, il vient :

$$\frac{f_2 f'_2}{q} + f'_2 = \frac{\varphi_2 \varphi'_2}{\delta - \frac{f_1^2}{\chi}} + \varphi'_2$$

Posons $l = \varphi_2 - f_1$ et remarquons que l'on a :

$$\chi = q - l - f_1$$
$$\delta = -f_1.$$

Il viendra, en substituant :

$$\frac{f_2 f'_2 + f'_2 q}{q} = \frac{\varphi_2 \varphi'_2 (q - l - f_1) + \varphi'_2 (l l_1 + f_1 q)}{l f_1 + f_1 q};$$

en développant et ordonnant par rapport à q, on trouve une expression de la forme

$$(1) \qquad Mq^2 + Pq + R = 0$$

dans laquelle M, P, R sont des fonctions de f_1, f_1, f'_2, φ_2, φ'_2. Cette équation, avons-nous dit, doit être satisfaite quel que soit q, ce qui exige que l'on ait séparément :

$$M = 0, \qquad P = 0 \qquad R = 0$$

et l'on n'a, pour satisfaire à ces trois conditions, qu'une seule variable f_1.

On ne pourra donc pas, en général, corriger l'astigmatisme pour toutes les distances au moyen d'un verre cylindrique, et lorsqu'on aura placé devant un œil astigmate la lentille correctrice, déterminée comme nous l'avons dit plus haut, l'homocentricité subsistera bien, après réfraction, pour les rayons venant du *p. r.* commun des deux méridiens principaux, mais l'astigmatisme subsistera pour tous les autres points.

Les deux images Q' et Q'' seront donc, en général, distinctes. Pour savoir comment varie leur distance, quand l'objet se déplace devant l'œil, il suffit de prendre la dérivée de l'expression :

$$q'' - f_2 - (\chi'' - \varphi'_2)$$

On obtient, après simplification :

$$(2) \qquad q = \frac{(\varphi_2 - f_2)\sqrt{f_2 f'_2}}{\sqrt{f^2 f'_2} \pm \sqrt{\varphi \varphi'_2}} ;$$

on conclut facilement de là que l'intervalle des images Q′ et Q″ dépend de la position q de l'objet et que cet intervalle passe par un maximum ou un minimum suivant que la position de cet objet est déterminée en prenant dans l'expression (2), le signe — ou le signe +.

Il est intéressant de remarquer que, lorsqu'on place le verre cylindrique au foyer antérieur du méridien de courbure minima, comme nous l'avons fait, les positions de l'objet qui correspondent au maximum et au minimum de l'intervalle Q′ Q″ sont indépendantes de la longueur focale de la lentille.

37. Puisqu'un verre cylindrique ne peut corriger l'astigmatisme pour une position quelconque de l'objet visé, nous devons nous demander s'il est possible d'obtenir ce résultat avec des verres, présentant des courbures de valeurs finies dans deux méridiens principaux, et fournissant deux droites focales au lieu de la droite focale unique des verres cylindriques. Nous aurons déjà ainsi à notre disposition les deux distances focales principales du verre correcteur et pour avoir une troisième variable, qui nous permettra d'annuler le troisième coefficient de l'équation de condition, nous laisserons indéterminée, pour le moment, la distance de la lentille à l'œil.

En représentant par f_1 et φ_1 les longueurs focales du verre, placé à une distance h de la cornée, par d et δ les intervalles respectifs des foyers postérieurs F'_1 et Φ'_1 du verre aux foyers antérieurs correspondants de la cornée, et en employant pour l'œil les mêmes notations que tantôt, la condition pour que l'homocentricité soit conservée, lorsque l'objet est à une distance q de F, ou, ce qui revient au même, à une distance χ de Φ, est que l'on ait :

$$\frac{f_2 f'_2}{d - \frac{f_1^2}{q}} + f'_2 = \frac{\varphi_2 \varphi'_2}{\delta - \frac{\varphi_1^2}{\chi}} + \varphi'_2$$

Il est d'ailleurs facile de voir, sur une figure, que l'on a

$$\begin{aligned} \chi &= q + f_1 - \varphi_1 \\ d &= h - f_1 - f_2 \\ \delta &= h - \varphi_1 - \varphi_2 \end{aligned}$$

Si, après avoir substitué, on développe et on ordonne par rapport à q, on trouve une équation analogue à l'équation (1).

Pour que l'astigmatisme soit corrigé, quel que soit q, il faut encore que les trois coefficients M, P, R, soient nuls, ce qui donne, en calculant ces trois coefficients, trois équations de condition de la forme suivante :

$$(3) \quad \left\{ \begin{aligned} M &= Ah^2 + Bh + C = 0 \\ P &= D\varphi_1^2 + E = 0 \\ R &= Hf_1^2 + L\varphi_1^2 + K = 0. \end{aligned} \right.$$

entre les trois quantités à déterminer h, φ_1 et f_1. On voit que le système (3) ne sera pas difficile à résoudre, puisque, grâce à leur forme, chacune des équations peut être considérée séparément.

Pour résoudre complètement la question que nous nous sommes proposée, il faudrait, après avoir formé les valeurs explicites des coefficients A, B, etc., chercher les conditions de réalité des équations (3). Le temps limité dont nous disposons ne nous permet pas de nous livrer à cette discussion. Mais on peut cependant conclure de ce qui précède que les verres cylindriques ne corrigent l'astigmatisme que pour un point, et que les seuls verres donnant une correction indépendante de la distance de l'objet à l'œil, sont ceux dont les distances focales et la position satisfont aux trois équations (3).

En particulier, il est possible que les verres sphériques maintenus inclinés sur l'axe de l'œil, bien qu'ils ne rentrent pas rigoureusement dans le cas que nous venons d'examiner, donnent de meilleurs résultats que les lentilles cylindriques. On sait, d'ailleurs, que ce moyen est employé empiriquement par les astigmates pour obtenir, à défaut de verres cylindriques, une vision plus nette des objets.

38. — Nous avions déjà terminé les calculs qui précèdent, quand M. le professeur Monoyer nous a communiqué la note suivante, extraite d'un travail en cours de publication[1], et dans laquelle il démontre d'une manière fort simple l'impossibilité de corriger

1. Monoyer. *Mesure et correction de la presbytie* (en cours de publication).

exactement un astigmatisme donné, avec le même verre pour toutes les distances :

« Notre formule générale des verres de lunettes « peut aussi s'appliquer à l'astigmatisme et servir « alors à démontrer que ce défaut de réfraction ne « saurait être corrigé avec le même degré d'exacti- « tude par le même verre à toutes les distances.

« Désignons, en effet, par R et R' les quantités de « réfraction correspondantes aux distances r et r' des « *punctum remotum* dans les deux méridiens de « courbure maxima et minima.

« Le degré de l'astigmatisme sera représenté par « la différence :

$$\text{« } As = R - R'$$

« Pour corriger cette quantité d'astigmatisme, il « faut déterminer la lentille cylindrique qui, placée « à la distance d du point nodal de l'œil, produira « la coïncidence des deux *punctum remotum*, soit en « reportant le plus rapproché R à la distance du plus « éloigné R', soit en opérant inversement le trans- « port de R' à la distance R. On obtiendra deux va- « leurs égales, mais affectées de signes contraires, « l'une représentant un verre positif, l'autre un verre « négatif.

« Le pouvoir dioptrique du cylindre correcteur sera « évidemment donné par la même formule que celle « qui sert à calculer la force de la lentille sphérique « dans le cas de la presbytie. Nous pouvons donc « écrire :

$$F = \frac{R - R'}{(1 - dR)(1 - dR')}$$
$$= \frac{As}{(1 - dR)[1 - d(R' + As)]}$$

« On voit immédiatement que F a une valeur qui « dépend à la fois de celles de l'astigmatisme As et « de la distance de l'un des deux *p. r.*, par exemple R.

« Si donc, supposant As constant, on fait varier la « distance de vision R, on aura pour F une valeur qui « dépendra encore de celle de R.

« Toutefois, avant de formuler d'une manière « absolue l'impossibilité de corriger l'astigmatisme « avec le même verre à différentes distances, il « importe de rechercher s'il n'y aurait pas une valeur « particulière de *d* qui rendrait F indépendant de R.

« Pour que F reste constant, il faut que le dénomi- « nateur de son expression ne varie pas; or, en « dehors de zéro, on ne trouve aucune autre valeur « de *d* qui rende ce dénominateur constant, malgré « les variations de R.

« Il est donc bien prouvé que le même verre ne « peut pas corriger exactement un astigmatisme « donné à des distances différentes, et on voit que « cette impossibilité tient uniquement à la distance « qui sépare le verre de l'œil.

« Il en est, au reste, de même pour le verre cor- « recteur de la presbytie. »

39. — Lorsque la cornée a la forme d'un hyperboloïde de révolution, il n'y a pas d'astigmatisme, pour

les rayons très voisins de l'axe, mais seulement une excessive myopie. Malheureusement ces cas sont généralement accompagnés d'une opacité du sommet de la cornée, et, n'en fût-il pas ainsi, la vision s'opérerait encore, en raison même de la forte courbure au point où l'axe visuel rencontre l'œil, par les parties périphériques où l'incidence acquiert très rapidement une valeur finie. L'œil offre donc un astigmatisme d'incidence, que Rœhlmann a essayé de corriger avec des verres dont la surface est, d'après cet auteur, un hyperboloïde de révolution. Rœhlmann a fait construire deux séries de verres dont les numéros varient d'après la valeur de l'angle du cône asymptote de l'hyperboloïde. Dans le premier système, la distance du sommet du cône asymptote au sommet de l'hyperboloïde est de $0^{mm},25$, dans le second elle est de 2^{mm}. Nous devons ajouter que M. le professeur Monoyer a eu entre les mains un certain nombre de ces verres et qu'il a pu s'assurer qu'ils sont formés d'un tronc de cône dont la petite base est surmontée d'un ou deux segments de sphères imparfaitement raccordés.

40. — Il arrive quelquefois, avons-nous dit en parlant des diverses espèces d'astigmatisme, que la cornée a une forme trop irrégulière pour que l'on puisse obtenir une correction par l'emploi des verres ordinaires. L'ophthalmomètre de MM. Javal et Schiötz permet de reconnaître immédiatement ces cas remarquables et nous allons en donner quelques exemples que nous empruntons à M. Javal [1].

1. Javal. *Troisième contribution à l'ophthalmométrie*, Ann. d'ocul., 1883.

On place perpendiculairement à l'axe de l'instrument de la figure 8, le dessin représenté sur la figure 14 et formé d'une série de cercles concentriques dont les

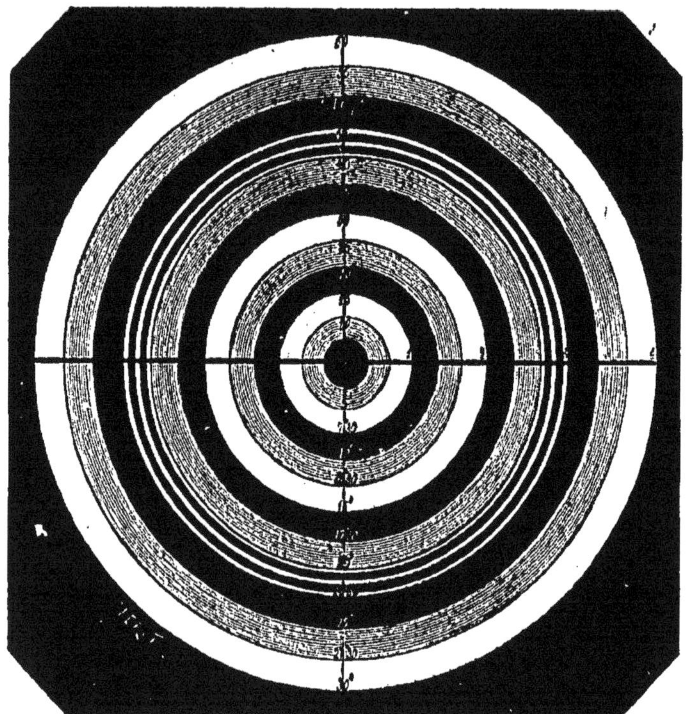

Fig. 14.

rayons sont entre eux comme les tangentes des angles formés par l'axe de l'ophthalmomètre et les lignes de visée allant de l'œil aux extrémités de ces rayons. En observant l'image de ce cercle « on aperçoit d'un coup d'œil toute la topographie de la cornée. »

Dans les figures qui suivent, les parties marquées C représentent l'image cornéenne obtenue quand l'œil regarde le centre du cercle, celles qui sont désignées par les lettres D, G, H, B représentent l'image du même cercle, quand la ligne de visée fait, avec sa position première, un angle de 15° à droite, à gauche, en haut ou en bas. Nous empruntons la description qui suit à M. Javal :

« Le premier groupe (fig. 15) a été fourni par l'œil gauche du Dr Nordenson, dans les cinq positions

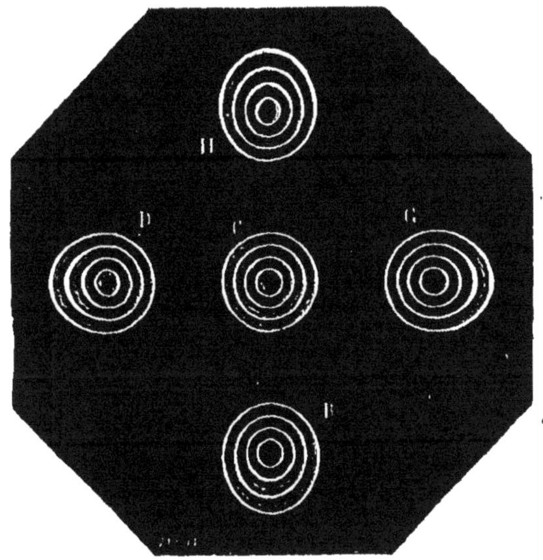

Fig. 15.

du regard mentionnées plus haut. — Jusqu'à nouvel ordre, je considère cet œil comme normal. On remarquera que la figure centrale est formée de cercles parfaitement réguliers et concentriques, et que les quatre autres figures, absolument pareilles les unes aux autres, présentent cette particularité que l'image du centre du disque est notablement plus près de la partie interne que de la partie externe de chaque figure. Il est non moins visible que les cercles du disque se peignent suivant des courbes ovoïdes. Ces deux observations concordent avec ce que l'on sait depuis J.-L. Petit : la courbure de la cornée va en diminuant, quand on marche du centre vers la périphérie.

« Le deuxième groupe (fig. 16) a été dessiné d'après

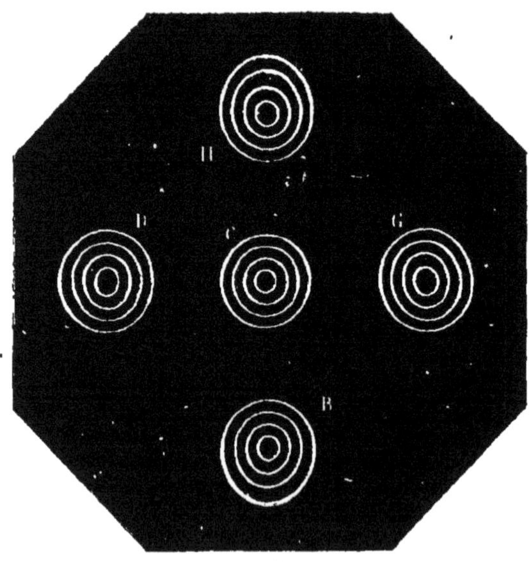

Fig. 16.

mon œil droit. On remarque tout d'abord, sur la figure centrale, l'ellipticité verticale des courbes, qui est causée par environ deux dioptries d'astigmatisme contraire à la règle; sur cette même figure, on voit déborder la pupille un peu à droite. Les deux figures obtenues dans le regard en haut et en bas offrent, par rapport à la verticale, une légère déviation, analogue à celle que nous rencontrerons plus loin pour des cornées coniques.

« J'appelle particulièrement l'attention sur les deux figures latérales qui démontrent, à l'évidence, que ma cornée ne peut être assimilée à un ellipsoïde, mais s'approche bien plus d'un tore à axe vertical.

« Le troisième groupe (fig. 17) a été dessiné d'après

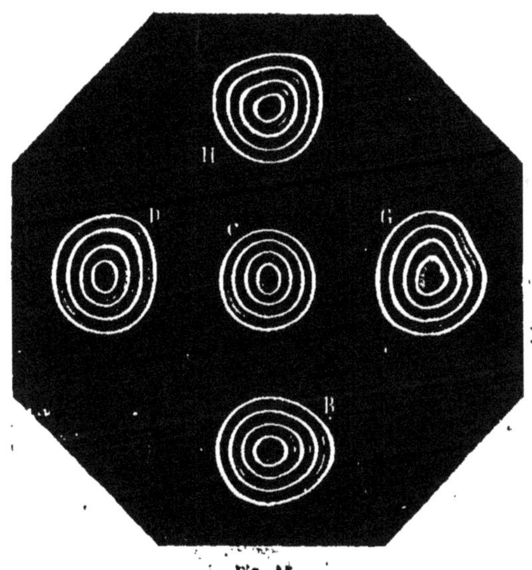

Fig. 17.

l'œil gauche du docteur H. — Le disque kératoscopique nous enseigne immédiatement que la valeur de l'astigmatisme est plus grande vers le centre de la cornée. On voit, en effet, en examinant la figure centrale, que les cercles du disque se peignent suivant des ellipses d'autant plus allongées qu'on est plus près du centre; il en résulte que, sans verres cylindriques, l'acuité visuelle de notre confrère diminue quand l'éclairage augmente.

« Ajoutons que les figures obtenues dans les positions obliques du regard donnent le diagnostic immédiat d'une kératite dont le Dr H. a été atteint dans son enfance, et qui n'a laissé sur ses cornées que des traces à peine perceptibles à l'œil nu.

« La figure 18 est relative à une autre observation

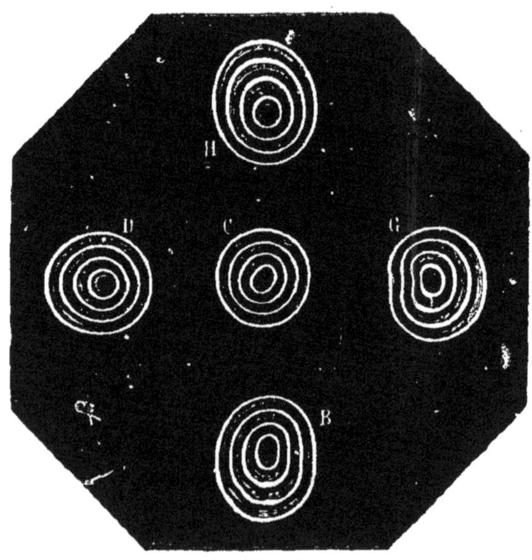

Fig. 18.

de kératite. On remarque immédiatement un astigmatisme central voisin de la verticale; la figure G révèle une notable irrégularité qui apparaît quand le malade regarde à sa gauche, et la figure inférieure B, obtenue avec le regard abaissé de 15 degrés, présente un aspect rubané. L'astigmatisme, comme dans le cas du Dr H. (fig. 17), est beaucoup plus fort au centre de la cornée; de plus, il est à peu près nul sur les bords d'un cercle d'environ 2,5 millimètres, puis il *change de sens* pour devenir conforme à la règle, quand on le mesure avec des prismes dédoublant 3 ou 4 millimètres.

« Il est intéressant de connaître les figures relatives à des yeux affectés de kératocone.

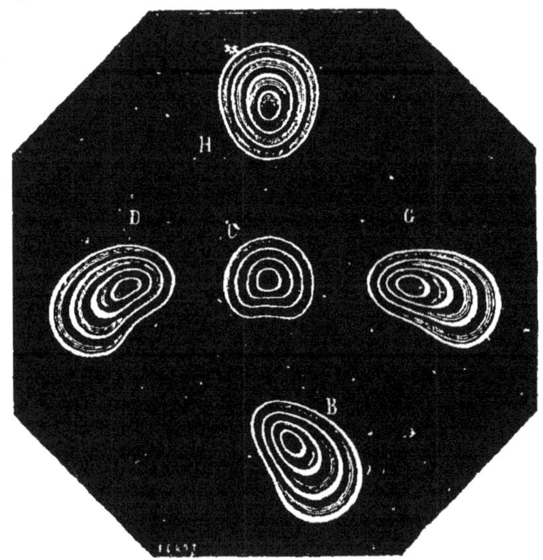

Fig. 19.

« La figure 19 représente les images obtenues dans l'un de ces cas.

« Remarquons que, pour une élévation du regard de 15°, on obtient ce double résultat de faire disparaître l'aplatissement des courbes et de faire changer le sens de l'astigmatisme. Il existe donc, à environ 8 degrés plus bas que le centre de la cornée, une partie à peu près exempte d'astigmatisme, soit régulier, soit irrégulier; renseignement qui serait précieux si l'on se décidait à une iridectomie ou à un tatouage dans un but optique.

« Les déformations dans les quatre positions obliques du regard, telles qu'elles sont représentées ici, sont parfaitement caractéristiques pour le kératocone; j'ai eu assez souvent l'occasion d'en observer d'analogues. »

Nous devons encore à M. Javal la figure inédite 20 qui représente les images kératoscopiques fournies par l'œil droit de Mme H. D., et révèle un décentrage considérable de la cornée.

La partie C a été dessinée pendant la fixation centrale. Outre la forme ovoïde des courbes et le déplacement du point central, il importe de remarquer la courbure présentée par les images des quatre diamètres tracés sur le disque de la figure 14.

Par tâtonnements, on a réussi à faire diriger le regard de manière à placer les courbes à peu près au centre de la pupille; c'est alors qu'on a dessiné la figure B, qui correspond au moment où la malade regarde à gauche et en bas (regard abaissé de 5 degrés dans un plan faisant un angle de 15° avec la verticale). Dans cette position on a une figure analogue à celle fournie par l'œil du Dr H., il en résulte que l'astigmatisme central est bien plus fort que l'astigmatisme périphérique.

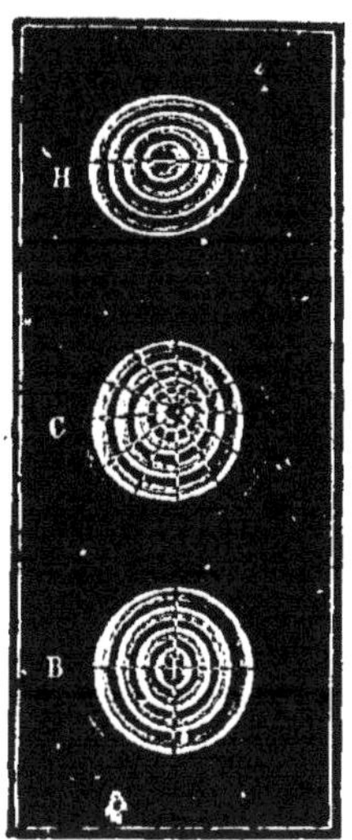

Fig. 20.

Pour bien faire ressortir la dissymétrie de cet œil, on a fait un troisième dessin H, le regard étant dans le même plan, mais à cinq degrés du centre dans le sens opposé. On voit un énorme astigmatisme de sens inverse à celui de la figure B : répétons qu'entre les figures B et H il n'y a qu'une différence totale de dix degrés dans la direction du regard.

Bien entendu, ces images sont loin d'être planes; pour l'image C, par exemple, la mise au point pour le haut des cercles exige qu'on tire l'instrument un peu plus loin que pour en voir la partie inférieure.

7

Nous voici arrivé au terme de notre tâche ; il nous reste à résumer brièvement l'exposé que nous venons de faire :

L'Astigmatisme, ignoré jusqu'au commencement du siècle, et perdu en quelque sorte dans le champ alors si vaste et si obscur des amblyopies, est découvert en 1800 par Th. Young; en 1845, Sturm en donne la théorie mathématique; Helmholtz décrit son ophthalmomètre en 1854 et fournit ainsi le moyen de mesurer les éléments de cette aberration monochromatique de l'œil; Donders, en 1862, fait connaître la fréquence de cette anomalie et les symptômes qui permettent de la diagnostiquer sûrement; enfin, Javal, en 1866 et en 1881, met entre les mains des praticiens les instruments à déterminations rapides et exactes, qui rendent si facile aujourd'hui la correction de l'Astigmatisme oculaire.

L'Astigmatisme est donc connu dans ses causes et dans ses effets; après moins d'un siècle, depuis la première observation de cette anomalie, la théorie en est établie et les moyens de correction imaginés.

Nous serons satisfait, si nous avons réussi, dans notre travail, à mettre en évidence les noms que nous venons de rappeler et à montrer, par un exemple, les services que les théories physiques sont appelées à rendre en Médecine.

BIBLIOGRAPHIE[1]

1800. — Young. On the mechanism of the Eye, In : Philosophica. Transactions for, 1801, p. 23.

1810. — Fischer. In : G. H. Gerson, dissertation inaugurale : de formâ corneæ oculi humani deque singulari visûs phænomeno, Gottingæ, 1810, cité dans : Klinische Monatsblætter für Augenheilkunde, 1866, IV, 57, et Schmidt's Jahrb., CXXVIII, S. 76.

1817. — Brewster. Sur les eff[illegible]ts produits dans les observations astronomiques et trigonométriques par la descente du fluide qui humecte la cornée. (Cité in : Arago, Œuvres, t. XI, p. 694.) In : Ann. de Chimie et de Physique, 1817, 2e série, t. IV, p. 24.

1818. — Fischer. Berliner Denkschriften für 1818 u. 1819, S. 46.

1819. — Purkinje. Beitræge zur Kenntniss des Sehens, Prag. S. 113-119.

1824. — Peclet. Ann. de Chimie et de Physique, LIV, 379.

— Aimée. Ann. de Chimie et de Physique, LVI, 108.

1825. — Airy décrit son astigmatisme in : Transaction of the Cambridge philosophical Society, 1827, t. II, p. 267 et en 1846. Ibid., 1849, t. VIII, p. 361. Cf. In : Mackensie, édition anglaise de 1854, p. 927.

— Brewster. (Sur l'œil d'Airy.) Edinb. Journal of science, XIV, 322.

— Purkinje. Neue Beitræge zur Kenntniss des Sehens, Berlin 139-146; 173.

1. Nous empruntons à M. Javal la partie de cette bibliographie relative aux années comprises entre 1800 et 1866.

1834. — PLATEAU. In : Mém. de l'Acad. de Bruxelles, t. I, p. 195.

1842. — NIEDT. De dioptricis oculi coloribus ejusque polyopiâ, Dissert. Berolini.

1844. — ARAGO. In : Procès-verbal de la séance du bureau des longitudes, du 7 février. (Arago, Œuvres complètes, t. XI, p. 218.)

1845. — STURM. Mémoires sur la théorie de la vision : In : Comptes rendus de l'Académie des sciences, t. XX, p. 554, 761, 1238.

1846. — SENFF, Art. Sehen, de Volkmann. In : Wagner's Handwœrterbuch der Physiologie, B. III, S. 271.

1847. — HAMILTON. In : Monthly Journal of Medical Science, Edinb. 1847, p. 891.

1846 et 1847. — GOODE. In : Monthly Journal of Medical Science, Edinb., 1848, p. 711 et In : Transactions of the Cambridge Philosoph. Society, 1849, VIII, p. 493.

— WILDE. In : Dublin Journal of Medical Science, 1st series, vol. XXVIII, p. 105.

1848. — HEINEKEN. In : Philosoph. Magazine (4), XXXII, 318.

— HAMILTON. In : Froriep's Notizen, VII, 219.

— SCHNYDER. In : Verhandl. d. Schweitzer. Naturf. Gesellsch., p. 15, et In : Annales d'oculistique, 1849, t. XXI, p. 222.

1849. — STOKES. In : The Report of the British Association for the advancement of science for 1849, Transaction of the sections, p. 10.

— WALLMARK. Œfvers. Of Akad. förhandlingar. 1849, p. 41, et Pogg. Ann. LXXXII, 129.

1850. — CRANMORE. Philos. Mag. (4), XXXVI, 485.

1851. — BEER. In Pogg., Ann. LXXXIV, 518.

— A. FICK. De errore optico quodam asymmetria bulbi oculi effecto. Marburg. — Extrait in Henle et Pfeuffer Zeitsch. f. rat. Med. N. F. II, 83.

1852. — A. BEER. Ueber der optischen Versuch der Herrn Libri. Pogg., Ann. t. LXXXVII, p. 115.

— FLIEDNER. Beobachtungen über Zerstreuungsbilder im Auge sowie ueber die Theorie des Sehens, Pogg. Ann. LXXXV, 321, 460 ; LXXXVI, 336 ; Cosmos de Moigno.

— GOULIER. Sur un défaut assez commun de conformation des yeux et sur les moyens de rendre la vue distincte aux personnes qui en sont atteintes. In : Comptes rendus de l'Académie des sciences, 7 août 1865, t. LXI, p. 266.

— R.-W. HARELY. Phenomena of Light. In : Athen. 1852, p. 1069-1070 ; 1368.

1852. — J. Hippesley. Phenomena of Light, *ibid.*, 1306.
— A. Muller. Ueber das Beschauen der Landschaften mit normalen und abgeændertcn Augenstellung, in : Pogg. Ann. LXXXVI, p. 147-152 ; Cosmos, t. I, p. 336.
— Stellwag von Carion Wiener Sitzungsber, VIII, 82. Denksch der K. K. Acad. V, 2, S. 172. — Zeitschr. d. Ærzte zu wien 1853, Heft. 10 à 11. — Fechner's Centralblatt 1854, 281.
1853. — Depigny. Nouvelles expériences sur la vision. Paris et Lyon.
— Fechner. Ueber inrige Verschiedenheiten des Sehens in verticalen und horizontalen Sinne nach verschiedenen Beobachtern, in : Fechner's Centralblatt, S. 73-85 ; 96-99 ; 374-379 ; 538-561.
1853. — Fliedner. Zur Theorie des Sehens, in : Pogg. Ann. t. LXXXVIII, pp. 29-44.
— Meyer de Leipzig, Pogg. Ann. LXXXIX, 4.
— Powel. On a peculiarity of vision, in : Rep. of Brit. Assoc., 1852, Transactions of the sections, p. 11.
— Stellwag von Carion. Ueber doppelte Brechung und davon abhængige Polarisation des Lihctes im Menschlichen Auge, in : Denkschriften der k. k. Akademie, t. II, p. 172. Wien.
— L. L. Vallée. Théorie de l'œil, in : Comptes rendus, t. XXXVI ; pp. 769-773.
1854. — Depigny. Extrait de son ouvrage de 1853, in : Arch. des Sciences phys. et nat., t. XXVI, p. 166-172.
— Fick. Henle u. Pfeuffer Zeitschr. N. F. V. 277.
— J. Gut. Ueber Doppeltsehen mit einem Auge, in : Henle u. Pfeuffer Zeitschr., t. IV, p. 935-400.
— Gut. Ueber diplopia monophtalmica, dissert. Zurich.
— Hays. In : Lawrence, on Diseases of the Eye, edited by J. Hays, Philadelphia p. 669.
— Helmholtz. Archiv. f. Ophthalm., B I (2) s. 1855.
— Makenzie : Traité pratique des maladies de l'œil, traduit et augmenté par Warlomont et Testelin, Paris 1855-1866.
— Trouessart. Recherches sur quelques phénomènes de la vision. Brest, imprimerie Ed. Anner, p. 74, 147 et passim.
1855. — Ueber den Gang der Lichtstralhen im Auge, in : Verhandlungen der Naturforsch. Ges. in Basel, B. I, S. 269-282 ; Archives des sciences phys. et nat., t. XXII, p. 145-146.
1856. — H. Meyer. Ueber die Strahlen die ein leuchtender Punkt im Auge erzeugt, in : Pogg. Ann. B. XCVII, S. 233-260 et B. XCVIII, S. 214-242.

1857. — Van der Willingen. Eine Lichterscheinung im Auge, in : Pogg. Ann. B. CII, 175-176.

1858. — M. Cavalieri. Sulla cagione del vedere le stelle e i punti luminosi affetti da raggi. Cimento, t. VIII, pp. 321-360.

1859. — Knapp. Die Krümmung der Hornhaut des menschlichen Auges, Heidelberg.

1860. — Wharton Jones. Analysis of my sight with à wiew to ascertain the focal power of my eyes for horizontal and for vertical rays, and to determine wether they possess a power of adjustament for different distances in : Proc. of Roy. Soc., vol. X, pp. 380-385 ; Phil. Mag (4), vol. XX, pp. 480-483.

— F. Zollner. Beitræge zur Kenntniss der chromatischen und monochromatischen Abweichung des menschlichen Auges, in : Pogg., Ann. B. CXI, S. 329-336 ; Ann. de chimie et de physique (3), t. LX, pp. 506-509.

— Kummer. Journal de Crelle, t. 57,

1861. — Donders. Beitræge zur Kenntniss des Refractions-und Accomodations-anomalien, in : Arch. f. ophth., B. VIII, 2e Abth., S. 185-241.

— Helmholtz. Physiologische Optik, p. 246.

1862. — Mœbius. Comptes rendus. Acad. des sciences de Saxe.

1863. — Donders. Astigmatismus und cylindrische Glæser. Berlin, Hermann Peters. — Le travail original hollandais, Astigmatisme en cylindrische Glæsen, est de la même année.

— Donders. L'astigmatisme et les verres cylindriques, traduit du Hollandais par Dor. Paris, Germer-Baillière.

— Fœrster. Ophthalmologische Beitræge, Berlin, p. 1 à 59.

— Giraud-Teulon. Causes et mécanisme de certains phénomènes de polyopie monoculaire, in : Comptes rendus, t. LIV, pp. 904-906 ; 1130-1131 et in : L'Inst., 1864, pp. 138-139 ; 173.

— Knapp. Ueber die Asymmetrie des Auges in seinen verschiedenen Meridianebenen, In : Archiv für Ophthalmologie, B. VIII, 2e Abth. p. 185-241.

1863. — Bumstead. Sur l'Astigmatisme, In : Americ. Med. Times, N. S. VII, 18.

— Derby Hasket. Quatre cas d'astigmatisme, In : Améric. Med. Times, N. S. VII, 24.

— Donders. Sur l'Astigmatisme, In : Klin. Monatsbl. für Augenheilk., B. I, S. 496 et In : Archiv für Ophthalmologie, B. IX, 2e Abth., S. 215.

— Donders. Sur l'astigmatisme, In : Archiv. gén. de médec., 6e serie, t. I, p. 200.

1863. — Hering. Ueber Classens Beitrag zur patholog. Optik, In : Wirchow's Arch., B. XVVI, p. 500.

— Ph.-H. Knauthe. Ueber Astigmatismus. Dissert., Leipzig.

— Kugel. Ueber Schiefsehen bei Astigmatismus, In : Med. Wochenschr. Wien, XIII, 27.

— Laurence. Sur l'Astigmatisme, In : Med. Times and Gazette, febr. 28, and may 2, p. 464.

— Middelburg. De Zidplaats van het Astigmatisme. Utrecht.

— Pope. Eine neue Art der Asymmetrie des Auges, In : Arch. f. Ophthalmologie, B. IX, Abth. 1, p. 43.

— Rothmund jun. Ueber Weit-und Ueber-Sichtigkeit und ueber Astigmatismus, In : Bayer. Ærtztl. Intell. Bl. 19.

— Schweigger. Ueber die Diagnose und Correction des Astigmatismus, In : Arch. f. Ophthalmolog. B. IX, Abth. 1, p. 178.

— Schweigger. Ueber Amblyopia levis congenita durch Astigmatismus, In : Deutsche Klinik.

1864. — Businelli. Un cas d'Astigmatisme, In : Giorn. d'Oftalmol. Ital., t. VII, p. 10 ; traduit, In : Ann. d'Ocul., t. III, p. 258.

— Classen. Ueber Metamorphosie, In : Arch. f. Ophth., B. X, Abth., 2, p. 155.

— Donders. On the Anomalies of Accommodation and Refraction of the Eye. — New Sydenham Society. — London, pp. 447-556.

— Donders. Sur la part du cristallin dans la production de l'astigmatisme, In : Ann. d'Ocul. t. 41, p. 260 (traduit de Klin. Monatsbl. für Augenheilk., nov. et déc. 1863).

— Donders. Ueber den Sitz der Astigmatismus und die Excursionen der Bewegungen des emmetropischen und ametropischen Auges, In : Arch. f. Ophthal., B. X, Abth. 2, p. 83 à 108 et Klin. Monatsbl. f. Augenheilk., B. II, p. 92 et 245, B. III, p. 27.

— Knapp. Sur les résultats de l'opération du strabisme. In : Ann. d'Ocul., t. XLI, p. 16, 21 et 22 (traduit de Klin. Monatsblætter für Augenheilkunde, B. I, nov. et déc. 1863).

— Knapp. Ueber die Diagnose des irregulaeren Astigmatismus, In : Klin. Monatsbl. f. Augenheilk., B. II, p. 304 ; et Sitzungsbericht der Ophth. Gesell., p. 10 (Ann. d'Ocul. 1865, t. LIV, p. 48).

— Kugel. Ueber die Wirkung schief vor's Auge gestellter sphaerischer Brillenglaeser beim regelmaessigen Astigmatismus, In : Arch. f. Ophthalmol., B. X. Abth. 1, p. 89 à 96 ; et Klin., Mon. f. Augenheilk., B. II, p. 281.

— Z. Laurence. Sur l'Astigmatisme et les verres cylindriques, In :

Med. Mirror, vol. I, n° 1, p. 4, et In : Klin., Monatsbl. für Augenheilk., B. II, p. 117.

1865. — DONDERS. Sur les anomalies de la réfraction et leurs suites, traduction faite sous les yeux de l'auteur par Monoyer, In : Journal de l'Anatomie et de la Physiologie, t. II, part. 1, p. 1. part. 2 p. 153 et In : Ann. d'oculistique, t. LIII, p. 97 et 204.

— X. GALEZOWSKI. Tableau synoptique de la réfraction de l'œil, choix des lunettes, Paris.

1865. — GALEZOWSKI. Étude sur la diplopie monophthalmique, in : Ann. d'ocul., t. LIV, p. 199-208.

— GIRAUD-TEULON. Précis de la réfraction et de l'accommodation, in : Supplément au Traité pratique des maladies de l'œil de Mackenzie, trad. par Testelin et Warlomont, Paris, 1865-66.

— HASNER VON ARTHA. Klinische Vortræge ueber Augenheilkunde, 2e Abth. Krankheiten der Hornhaut, etc. Prag. p. 141-145.

— JAVAL. De la neutralisation dans l'acte de la vision, in : Ann. d'ocul., t. LIV, p. 9.

— JAVAL. Sur le choix des verres cylindriques, in : Ann. d'ocul., t. LIII, p. 50.

— JAVAL. Un optomètre binoculaire, in : Sitzungsbericht der ophthalmologischen Gesellschaft, et in : Klinische Monatsblætter für Augenheilkunde, B. III, S. 336.

— KAISER. Die Theorie des Astigmatismus, in : Archiv für Ophth., B. XI, Abth. 3, S. 186-220.

— KNAPP. Dritter Jahresbericht ueber die Augenkranken Klinik desselben zu Heidelberg. Heidelberg ; Mohr, in-8°, 31 pages.

— KUGEL. Ueber die Sehschaerfe bei Astigmatikern, in : Arch. f. Ophth., B. XI. Abth. 1, S. 106.

— LAURENCE. The optical defects of the Eye and their consequences, Asthenopia and Strabismus. London, R. Hardwicke.

1866. — JAVAL. Sur le choix des verres cylindriques, in : Ann. d'ocul., t. LV, p. 5.

— JAVAL. Bibliographie de l'astigmatisme. Ann. d'ocul.

— LAURENT. Étude sur l'histoire de l'art ophthalmologique. Thèse de Paris, p. 74 et 75.

— DONDERS. Die Anomalien der Refraction und Accommodation, trad. all. par O. Becker.

— HELMHOLTZ. Physiologische Optik, dernier fascicule et supplément.

— NAGEL. Sur la réfraction et l'accommodation.

— WECKER. Sur la réfraction, l'accommodation et le strabisme, in : Études ophthalmologiques, Paris, Delahaye.

1866. — JAVAL. Sur l'astigmatisme, in Arch. génér. de méd. Août 1866, p. 234; et Gaz. des hôpit., n° 82.

— NAGEL. Historische Notiz ueber Hyperopie und Astigmatismus Arch. f. Ophth. t. XIII, I. p. 25.

— JOHN GREEN. Toetslijnen tot bepaling van astigmatisme. Verslag med. Gasth. v. Oogl. n° 7. p. 155.

1867. — JOHN GREEN. Ueber die Auffindung und Messung des Astigmatismus. Amer. Journ. of Med. Science.

— GAVARRET. Art. Astigmatisme in. Dict. encyclop. de Dechambre.

1868. — JAVAL. Astigmatisme, in Wecker, Traité des maladies des yeux, 2e éd. t. II. p. 806.

— BRUECKE. Ueber asymetrische Strahlenbrechung im menschlichen Auge, in: Sitzungb. der k. Ac. d. Wissensch. LVIII, II.

— DOBROWOLSKY. De certains changements produits dans l'astigmatisme sous l'influence de l'accommodation A. f. Ophth. XIV, 3e A. p. 51-105, 1868. — Ann. d'ocul. LXII p. 25.

1869. — SCHIRMER. Contribution à l'histoire de l'astigmatisme et de l'hypermétropie. Ann. d'ocul. LXII, p. 202.

— GIRAUD-TEULON. De l'influence des lentilles positives et négatives et de celles de leur distance à l'œil sur les dimensions des images ophthalmoscopiques de la papille dans les anomalies de la réfraction et particulièrement dans l'astigmatisme. Ann. d'ocul. t. LXII, p. 202.

— JOHN-GREEN. On a colour test for astigmatisme. Transact. of the American Ophth. Soc. p. 130.

— JOHN GREEN. On a new systeme of test for the detectation and measurement of astigmatisme, Trans. of the Amer. Ophth. Soc. p. 131.

— NOYES. Observations in astigmatisme. Trans. of. the Amer. Ophth. Soc. IV. V.

— PRAY. Test-type for astigmatisme, Arch. f. Aug.- ud Ohren Heilk.

— SNELLEN. Die richting der hoofmeridianen van het astigmatische oog. Verslag med. Gasth. v. oogl. n° 10. p. 151. 1869 et in A. f. Ophth. XV, 2. p. 199.

1870. — HAY. Sur la forme apparente de l'image renversée de la papille optique dans l'astigmatisme. Trans. of the American Ophth. Soc.

— SNELLEN. Direction du méridien principal astigmatique. Ann. d'Ocul. t. LXIV, p. 65.

1871. — BERLIN. Zur Besprechung des Astigmatismus der Hornhaut, Kl. Monastbl. IX. p. 217.

1871. — Hay. Ueber Knapp's allgemeine Formeln für astigmatische Strahlen und..... Arch. f. Augen und Ohren Heilk. II, 1, p. 187.

— Strawbridge. An additionnal method for the determination of astigmatism. Trans. of the Amer. O. Soc. p. 100.

1872. — Cooper. Ueber den Gebrauch des Ophthalmoscopes zur Bestimmung des Astigmatismus. Kl. Monatsbl. VII, p. 189.

— Mauthner. Vorlesungen ueber die dioptrische Fehler des Auges. 1° Abth. p. 1 à 72. Wien.

1873. — Snellen. Die Stockes'sche Linse mit constanter Axe. Arch. f. Ophth. XIX, 1, p. 78-88.

— Hoorweg. Versug einer elementare theorie der cylinder linsen. Arch. f. Ophth. XIX, 2, p. 236.

1875. — Weil. Essai sur la détermination clinique de l'astigmatisme. Th. Paris.

— Stimmel. Détermination objective de l'astigmatisme. Congr. ophthalm. de Heidelberg.

— Wadsworth. On the effect of a cylindrical lins, with vertical axis placed before one eye. Trans. Amer. Opth. Soc.

— Bravais. Du diagnostic ophthalmoscopique de l'astigmatisme. Th. de Paris.

1877. — Berlin. De l'astigmatisme traumatique de la lentille. Congrès ophth. de Heidelberg.

— Javal. Sur les applications d'un appareil nouveau, destiné à déterminer l'astigmatisme. Journal de physique, t. VI. Septembre.

1878. — Baudon. Sur un moyen pratique de reconnaître l'astigmatisme par l'emploi exclusif des verres sphériques. Recueil d'ophtalmologie. Janvier.

— Peschel. De l'astigmatisme dans la vision indirecte. Arch. f. Physiologie. T. XVIII.

— Levi. Remarques pratiques sur l'astigmatisme et méthode facile du diagnostic. Ann. di Ottalm. Milano.

1879. — Cuignet. Astigmatisme composé et oblique. Kératoscopie. Rec. d'Ophthalm. 3° S. I. p. 73.

— Umé. De l'astigmatisme. Arch. méd. belges.

— Gradle. Action of the ciliary muscle in astigmatisme. Amer. Journ. of med. Science p. 199.

— Cuignet. Un cas d'astigmatisme avec ses conséquences myopiques, kératoscopiques, etc. Recueil d'ophthal. 1880, 3. S. II, 520-524.

1880. — STILLING. Sphaeroïdische Glaeser geen Astigmatismus. Centralbl. f. prakt. Augenheilk. IV, 273.

— PROUF. Pathogénie de l'astigmatisme régulier par la cornée. Journal de la Soc. de méd. de la Haute-Vienne, mai.

— ANDERSON. New instrument for estimating astigmatisme. Lancet p. 455.

— JAVAL. De l'astigmatisme au point de vue de l'hygiène. Revue d'hygiène. Novembre.

1881. — LEROY. Optique physiologique, Archives d'ophthalmologie t. I n° 3, p. 220 et n° 4 p. 335.

— JAVAL ET SCHIOTZ. Un ophthalmomètre pratique. Annales d'oculist. t. 86, p. 5.

— SCHOELER. Demonstration eines Refraction-Ophthalmoscopes zur Bestimmung aller Formen von Ametropie einschliesslich des Astigmatismus. Verkandl der Berl. physiol. Gesellsch., p. 574.

— MAUTHNER. Fernunpkt, Brillenlehre, Nahepunkt., optische Fehler (Astigmatismus). Vortraege aus dem Gesamtg, ebiet der Augenheilkunde. Heft. 5. Wiesbaden,

— SCHRŒTER. Article *Ophthalmométrie* in Dict. encyc. de Dechambre.

1882. — WECKER ET MASSELON. Astigmomètre. Ann. d'Ocul. Juillet. Août., t. LXXXVIII, 33.

— PLACIDO. Nouvel instrument pour la recherche rapide des irrégularités de courbure de la cornée. Astigmoscope explorateur. Period. de oft. pratica. Seg. anno. N° 5 et 6.

— DA FONSACA. Encore un astigmoscope. Arch. Ophth. de Lisboa.

— JAVAL. Description de quelques images kératoscopiques. Ann. d'Ocul. p. 5. Janv. Fév.

— L. MATTHISSEN. Ueber die Forme eines unendlich dünnen astigmatischen etc. Klin. Monatsbl. Augenheilkunde.

— LANDESBERG. Sur l'apparition d'astigmatisme régulier dans certaines anomalies de la réfraction et de l'accommodation. Arch. f. Ophth. t. XXVII 2. p. 89-98.

— MENGIN. Note sur un phénomène subjectif produit par un astigmatisme myopique composé. Recueil d'ophthalm. 1882, n° 1, p. 5.

— UNTERHARNSCHEIDT. Sur la paralysie incomplète du moteur oculaire commun et sur l'astigmatisme accommodatif du cristallin. Kl. Monatsbl, février.

— WOLFSKEHL. Sur l'astigmatisme dans les yeux d'animaux et la signification de la pupille en fente. Zeitsch. f. verg. augenheilk. I. 1.

1882. — JAVAL. Théorie de l'astigmatisme. Société de biologie, séance du 6 mai 1882. Gaz. des hop. n° 54, 1882.

— JAVAL. Seconde contribution à l'ophthalmométrie. Ann. d'ocul. p. 33 Juillet-Août.

— PARENT. Optométrie ophthalmoscopique. Recueil d'ophthalm. Avril.

— GAVARRET. Astigmatisme et ophthalmométrie. Leçon rec., par Nordenson. Revue scientif. juillet. p. 77.

— RAEHLMANN. Sur l'action optique des lentilles hyperboliques dans le kéractocône et l'astigmatisme irrégulier et sur leur emploi comme lunettes. Kl. Monatsbl. Avril.

1883. — JAVAL. Troisième contribution à l'ophthalmométrie. Ann. d'oculistique. Janvier-février.

— MATTHIESSEN. Klinische Monatsbl. f. Augenheik. Janvier.

TABLE DES MATIÈRES

Paris. — Imp. E. Capiomont et V. Renault, rue des Poitevins, 6.

Librairie J.-B. BAILLIÈRE et Fils

BARTHÉLEMY (A.-J.-C.). **Instruction raisonnée pour l'examen de la vision** devant les conseils de révision et de réforme dans la marine et dans l'armée. Paris, 1880, in-8 de 156 pages et 8 figures. 3 fr. 50

CADIAT (O.). **Cristallin**, anatomie et développement, usages et régénération, par O. CADIAT, professeur agrégé de la Faculté de médecine de Paris. In-8 de 80 pages, avec 2 planches. 2 fr. 50

CALDERON (A.-G.). **Des irido-choroïdites.** In-8 de 151 pages. 3 fr.

GALEZOWSKI. **Échelles optométriques et chromatiques** pour mesurer l'acuité de la vision, les limites du champ visuel et la faculté chromatique, accompagnées de tables synoptiques pour le choix des lunettes, 34 planches noires et coloriées, 1883, in-8 cartonné. 7 fr. 50

GALEZOWSKI et DAGUENET. **Diagnostic et traitement des affections oculaires.** *Première partie :* Conjonctive, cornée, sclérotique, Iris 1883.

Sous presse. *Deuxième partie :* Cristallin, corps vitré, choroïde, rétine et nerf optique. — *Troisième partie :* Muscles, accommodation, réfraction, paupières, voies lacrymales, orbite et blessures de l'œil.

Prix de l'ouvrage complet, 16 fr.

GIRAUD-TEULON (F.). **La vision et ses anomalies**, cours théorique et pratique sur la physiologie et les affections fonctionnelles de l'appareil de la vue. 1881, grand in-8, 936 pages avec 117 figures. 20 fr.

HANNOVER. **La rétine de l'homme et des vertébrés**, 1 vol. in-4, avec 6 planches. 25 fr.

MAGNE **Hygiène de la vue.** *Quatrième édition*, 1 vol. in-18 jésus, 359 pages, avec 30 figures. 3 fr.

MAUREL. **Appréciation de l'acuité visuelle** sous le rapport de l'aptitude professionnelle chez les soldats et les marins. In-8, avec 1 planche. 1 fr. 25

MIARD (Antony). **Des troubles fonctionnels et organiques de l'amétopie et de la myopie** en particulier, de l'accomodation binoculaire et cutanée dans les vices de la réfraction, par le Dr Ant. MIARD, chef de clinique ophthalmologique. 1 vol. in 8 de XIII-460 pages. 7 fr.

REDARD (Paul) **De la section des nerfs ciliaires et du nerf optique**, 1879, in-8, 156 pages. 3 fr 50

REDARD. **Examen de la vision chez les employés de chemins de fer.** Paris, 1880, in-8, avec 4 planches coloriées. 4 fr.

REYNAUD-LACROZE (Ch.). **De la névrite** et de la périnévrite optiques considérées dans leurs rapports avec les maladies cérébrales. In-8, avec 1 pl. 2 fr.

ROBIN (A.). **Des troubles oculaires dans les maladies de l'encéphale.** Paris, 1880, 1 vol. in-8 de 601 pages, avec 46 figures et 1 planche lithographiée. 9 fr.

ROBIN (Ch.). **Mémoire contenant la description anatomo-pathologique des diverses espèces de cataractes** capsulaires et lenticulaires. 1 vol. in-4. 2 fr.

SICHEL. **Iconographie ophthalmologique**, ou description, avec figures coloriées, des maladies de l'organe de la vue, comprenant l'anatomie pathologique, la pathologie et la thérapeutique médico-chirurgicale, par le Dr SICHEL, 2 vol. grand in-4, dont 1 vol. de 840 pages et 1 vol. de 80 planches coloriées, avec texte descriptif. 172 fr. 50

WUNDT et MONOYER. **Traité élémentaire de physique médicale**, traduit, avec de nombreuses additions, par M. F. MONOYER, professeur à la Faculté de médecine de Lyon. *Deuxième édition*, revue avec additions nouvelles par Armand IMBERT, professeur agrégé à la Faculté de médecine de Lyon. 1883, grand in-8, avec figures dans le texte

Paris. — Imp. E. CAPIOMONT et V. RENAULT, rue des Poitevins, 6.

www.ingramcontent.com/pod-product-compliance
Ingram Content Group UK Ltd.
Pitfield, Milton Keynes, MK11 3LW, UK
UKHW020352230726
13925UKWH00003B/1079

9 782013 585149